診療所のための開業マニュアル

最新版
新規開業のための実践プログラム

一般社団法人 全日本医療経営研究会 渡邉 滋巳

はじめに

　介護保険制度改革・医療制度改革と続いたこれまでの社会保障制度改革は、「制度の持続可能性」「予防の重視」「地域ベース」「在宅医療・在宅介護の推進」「患者・利用者（被保険者）の視点」の5つのキーワードを基に進められてきました。

　医療施設に従事する医師数は、昭和55年に14万8,815人（人口10万人当たり127.1人、診療所従事医師数7万393人）でした。

　平成26年の統計では、29万6,845人（診療所従事医師数10万1,884人）となり、人口10万人当たりでは233.6人で、かつての目標数の1.61倍になっています。

　このように、医師過剰時代の背景の中で、今や医科業界は「診療所の過剰」「収益性の低下」という2大問題に直面し、この問題を解決した診療所のみが生き残るというサバイバル時代の真っ只中にあります。事実ここ数年の状況を見てみますと廃院を余儀なくされた診療所は、年間200件となっており、「開業すれば儲かる」という時代は、はるか昔の夢物語になってしまったと言えましょう。

　それでは、今後開業することについては、潔く諦めるべきなのでしょうか。

　答えは、否であります。医科業界は、まさにサバイバル時代を迎えていますが、それは、自らの経営体質を変え、より患者さんに満足されるサービスを提供しなければ生き残れないという健全な競争社会にようやく突入したということです。

　したがって、そうした状況を敏感に察知し、患者さんに真に満足を与える医療サービス体制をいち早く整え、実施したところが大きな成功を勝ち取ることができるのです。その意味では、開業の一大チャンスであることも一方では、ぜひご認識いただく必要があります。

　全日本医療経営研究会（以下、「当会」という。）は、上記観点から、これまで診療所開業のコンサルティングを数多く実施してまいりましたが、幾多の競合診療所がある中で、新規開業から僅か数年で大きな成長を実現した例はいくつもあります。

　なお、本書は、開業のために実施しなければならない業務を、単に項目を並べて解説したものではありません。当会がこれまで実施してきた開業支援コン

サルティングをベースとして、開業で必ず成功するために必要なノウハウをまとめたものです。

　開業に向けて具体的な準備に既に取り組んでおられる方、あるいはここ数年の内に開業をお考えの方はぜひご一読の上、これからの開業にお役立てください。

（社）全日本医療経営研究会
渡邉　滋巳

本マニュアルのご活用について

本マニュアルは、これから開業されようとする先生方のために、

- ●開業を成功させるための心得
- ●開業で成功するためのポイント
- ●開業に必要な準備事項とそのポイント
- ●開業前後の診療所経営ノウハウ

を体系的に整理したものです。

本マニュアルは、最初から順次読み進めるように構成されていますが、開業の準備状況に合わせてお読みいただいた方が、より効果的、効率的にご活用いただけると思います。

以下に、開業の準備段階に合わせて、特にご活用いただきたい章を紹介していますので、これを一つの目安にしてお読みください。

- ●開業をまだ漠然と考えておられる先生…………第1章、第2章
- ●数年内に開業したいと思っておられる先生……第3章、第4章
- ●開業予定地を探しておられる先生………………第4章、第5章
- ●開業予定地が決まった先生………………………第6章、第7章、第8章
- ●数ヵ月先に開業予定の先生………………………第8章、第9章
- ●人材採用、教育を考えておられる先生…………第8章
- ●マーケティング施策を考えておられる先生……第6章、第7章
- ●院内管理体制の整備を考えておられる先生……第9章

〈本マニュアルの構成〉

章	内容	章	内容
第1章	開業を志される先生方に向けて	第6章	医療サービス内容の検討
第2章	診療所開業で成功するために	第7章	患者吸引策の検討
第3章	開業基本プランの作成	第8章	人材の採用と活用
第4章	立地選定と診療圏調査	第9章	院内管理体制の整備
第5章	診療所設計・施工	第10章	新規開業の届け出・申請手続き

＊詳細については、次ページをご参照ください。

本マニュアルの構成

第1章 開業を志される先生方に向けて
1 先生はなぜ開業するのですか
2 開業とは事業家になること
3 開業にまつわる様々な不安
4 事業の成功とライフプラン

第2章 診療所開業で成功するために
1 経営環境の変化と成功要因
2 好ましい立地の確保
3 マーケティング志向の経営
4 人材の育成と動機づけ
5 緻密な経営管理

第3章 開業基本プランの作成
3−1 目指すべき診療所像の検討
　(1) 診療所概要
　(2) 経営理念
　(3) 経営方針
3−2 初期投資計画の作成
　(1) 土地関係費
　(2) 建設・施工費
　(3) 医療機器費
　(4) 什器・備品費
　(5) 開設費及び運転資金
3−3 予測損益計画の作成
　(1) 医業収入の予測
　(2) 医業費用の予測
　(3) 予測損益計画の作成
3−4 資金計画の作成
3−5 開業スケジュール

第4章 立地選定と診療圏調査
4−1 立地選定の進め方
　(1) 開業好適地の探索
　(2) 好立地物件の探索
　(3) 物件の現地調査
4−2 開業予定地における診療圏調査
4−3 マーケティング・リサーチ

第5章 診療所設計・施工
1 診療所設計に当たって
2 建物外まわり
3 建物内レイアウト

第6章 医療サービス内容の検討
1 医療サービスとは
2 人的サービスとは
3 物的サービスとは
4 時間サービスとは
5 情報サービスとは

第7章 患者吸引策の検討
7−1 患者さんが来院する仕組み
7−2 診療所開業の告知
　(1) 認知率の向上
　(2) 認知率向上のための施策
7−3 初診患者の確保
　(1) 選択率の向上
　(2) 良い口コミの形成に向けて

7-4 中断・転院の防止
　　(1) 中断・転院の原因
　　(2) 中断・転院防止に向けて
7-5 愛顧患者化の促進

第8章　人材の採用と活用

8-1 医療スタッフ採用の進め方
　　(1) 受け入れ体制の整備
　　(2) 採用基準の明確化
　　(3) 募集・選考方法の確立
8-2 医療スタッフの業務分担と教育
　　(1) 適切な業務分担
　　(2) 医療スタッフ教育のポイント
　　(3) マニュアルによる教育
8-3 医療スタッフの動機づけ
　　(1) 動機づけの必要性
　　(2) 人事評価制度の確立

第9章　院内管理体制の整備

9-1 診療管理
　　(1) 品質管理
　　(2) 時間管理
　　(3) 原価管理
9-2 人事管理
9-3 財務管理
　　(1) 収益管理
　　(2) 資金管理

第10章　新規開業の届け出・申請手続き

1 新規開業の諸手続き
2 診療所の開設届け
3 保険医療機関の申請手続き
4 保険医の登録
5 税務の諸届け

参考資料　歯科診療所を例にとった院内管理

1 経営管理とは
　(1) 経営管理の5つの機能
　(2) 経営管理の対象領域
2 患者管理
　(1) 診療実績管理
　(2) 予約管理
　(3) キャンセル・中断防止管理
　(4) リコール管理

目　次

はじめに
本マニュアルのご活用について

第1章　開業を志される先生方に向けて

1	先生はなぜ開業するのですか	2
2	開業とは事業家になること	4
3	開業にまつわる様々な不安	10
4	事業の成功とライフプラン	12

第2章　診療所開業で成功するために

1	経営環境の変化と成功要因	20
2	好ましい立地の確保	28
3	マーケティング志向の経営	30
4	人材の育成と動機づけ	33
5	緻密な経営管理	35

第3章　開業基本プランの作成

3-1	目指すべき診療所像の検討	42
	(1) 診療所概要	42
	(2) 経営理念	45
	(3) 経営方針	50
3-2	初期投資計画の作成	55
	(1) 土地関係費	58
	(2) 建設・施工費	59
	(3) 医療機器費	60
	(4) 什器・備品費	61
	(5) 開設費及び運転資金	62
3-3	予測損益計画の作成	63
	(1) 医業収入の予測	64

　　　　　　　（2）医業費用の予測……………………………………… 66
　　　　　　　（3）予測損益計画の作成………………………………… 72
　　　　　3-4　資金計画の作成………………………………………… 78
　　　　　3-5　開業スケジュール……………………………………… 82

第4章　立地選定と診療圏調査

　　　　　4-1　立地選定の進め方……………………………………… 86
　　　　　　　（1）開業好適地の探索…………………………………… 86
　　　　　　　（2）好立地物件の探索…………………………………… 93
　　　　　　　（3）物件の現地調査……………………………………… 94
　　　　　4-2　開業予定地における診療圏調査……………………… 94
　　　　　4-3　マーケティング・リサーチ…………………………… 97

第5章　診療所設計・施工

　　　　　　1　診療所設計に当たって………………………………… 112
　　　　　　2　建物外まわり…………………………………………… 113
　　　　　　3　建物内レイアウト……………………………………… 114

第6章　医療サービス内容の検討

　　　　　　1　医療サービスとは……………………………………… 120
　　　　　　2　人的サービスとは……………………………………… 122
　　　　　　3　物的サービスとは……………………………………… 124
　　　　　　4　時間サービスとは……………………………………… 126
　　　　　　5　情報サービスとは……………………………………… 127

第7章　患者吸引策の検討

　　　　　7-1　患者さんが来院する仕組み…………………………… 134
　　　　　7-2　診療所開業の告知……………………………………… 138

　　　　（1）認知率の向上……………………………………… 138
　　　　（2）認知率向上のための施策………………………… 140
　7-3　初診患者の確保………………………………………… 146
　　　　（1）選択率の向上……………………………………… 146
　　　　（2）良い口コミの形成に向けて……………………… 148
　7-4　中断・転院の防止……………………………………… 151
　　　　（1）中断・転院の原因………………………………… 151
　　　　（2）中断・転院防止に向けて………………………… 154
　7-5　愛顧患者化の促進……………………………………… 156

第8章　人材の採用と活用

　8-1　医療スタッフ採用の進め方…………………………… 162
　　　　（1）受け入れ体制の整備……………………………… 164
　　　　（2）採用基準の明確化………………………………… 166
　　　　（3）募集・選考方法の確立…………………………… 170
　8-2　医療スタッフの業務分担と教育……………………… 175
　　　　（1）適切な業務分担…………………………………… 175
　　　　（2）医療スタッフ教育のポイント…………………… 177
　　　　（3）マニュアルによる教育…………………………… 178
　8-3　医療スタッフの動機づけ……………………………… 184
　　　　（1）動機づけの必要性………………………………… 184
　　　　（2）人事評価制度の確立……………………………… 186

第9章　院内管理体制の整備

　9-1　診療管理………………………………………………… 192
　　　　（1）品質管理…………………………………………… 192
　　　　（2）時間管理…………………………………………… 199
　　　　（3）原価管理…………………………………………… 202
　9-2　人事管理………………………………………………… 202
　9-3　財務管理………………………………………………… 208

　　　　　　　(1) 収益管理‥‥‥‥‥‥‥‥‥‥‥‥‥‥‥‥‥‥‥ 208
　　　　　　　(2) 資金管理‥‥‥‥‥‥‥‥‥‥‥‥‥‥‥‥‥‥‥ 210

第10章　新規開業の届け出・申請手続き

　　　　　1　新規開業の諸手続き‥‥‥‥‥‥‥‥‥‥‥‥‥‥ 214
　　　　　2　診療所の開設届け‥‥‥‥‥‥‥‥‥‥‥‥‥‥‥ 214
　　　　　3　保険医療機関の申請手続き‥‥‥‥‥‥‥‥‥‥‥ 216
　　　　　4　保険医の登録‥‥‥‥‥‥‥‥‥‥‥‥‥‥‥‥‥ 216
　　　　　5　税務の諸届け‥‥‥‥‥‥‥‥‥‥‥‥‥‥‥‥‥ 217

参考資料　歯科診療所を例にとった院内管理

1　経営管理とは‥‥‥‥‥‥‥‥‥‥‥‥‥‥‥‥‥‥‥‥‥ 220
　(1) 経営管理の5つの機能‥‥‥‥‥‥‥‥‥‥‥‥‥‥‥ 220
　(2) 経営管理の対象領域‥‥‥‥‥‥‥‥‥‥‥‥‥‥‥‥ 223
2　患者管理‥‥‥‥‥‥‥‥‥‥‥‥‥‥‥‥‥‥‥‥‥‥‥ 224
　(1) 診療実績管理‥‥‥‥‥‥‥‥‥‥‥‥‥‥‥‥‥‥‥ 224
　(2) 予約管理‥‥‥‥‥‥‥‥‥‥‥‥‥‥‥‥‥‥‥‥‥ 229
　(3) キャンセル・中断防止管理‥‥‥‥‥‥‥‥‥‥‥‥‥ 235
　(4) リコール管理‥‥‥‥‥‥‥‥‥‥‥‥‥‥‥‥‥‥‥ 243

第1章

開業を志される先生方に向けて

第1章 開業を志される先生方に向けて

1 先生はなぜ開業するのですか

　本書を手にされている先生のほとんどは、既に開業を決意され準備にかかっておられるか、ここ数年の内に開業を志しておられる先生であろうと思います。
　ところで、先生は、なぜ開業しようとお考えなのでしょうか。
　これから開業しようとされている何人かの医師の方々にお聞きしてみますと、次のような答えが返ってきました。

> ▶現在よりも高い収入を得たい
> ▶開業医として社会的なステータスを高めたい
> ▶誰かに使われるのでなく自分の好きなように仕事をしたい
> ▶より優れた医療サービスを提供し、社会に貢献したい
> ▶家族や友人が勧めてくれるから
> ▶自分が大学に入った時から漠然と思っていた
> ▶一定レベルの診療技術が習得できた
> ▶いい物件を見つけることができた
> ▶今勤めている病院・診療所の給与が低い
> ▶院長先生と診療方針が合わない
> ▶現在の病院・診療所に将来性がない　etc.

　この答えから分かるように、開業の動機には、積極的なもの、やむをえずといった消極的なものなど、各人によって様々あるようです。
　ただ、ここでぜひ確認しておいていただきたいことは、医師にとって

新規開業は、自分の『夢』を実現する大きなステップである

ということです。
　いうまでもなく、開業すれば、勤務医の時にはなかった大きな可能性が開け

てきます。

　例えば、自分の思うような方針で診療ができます。社会的ステータスも高まります。

　うまくやれば収入も飛躍的に上がります。そして、そのことが、自分の「夢」の実現に大きく繋がっていくはずです。

　しかし、大きな可能性は、一方で大きなリスクを背負っています。

　患者さんが来院しなければ、来院してくれるようにいろいろな施策を考え、取り組んでいかなければなりません。資金が足りなくなれば、金融機関に融資をお願いすることにも取り組まなければなりません。それは、勤務医時代にはなかったことです。そうした困難にぶつかった時に、それを乗り越える支えになるのが、開業に当たって思い描いた「夢」なのです。

　なお、これらの「夢」や「開業の位置付け」については、未来に向けてのライフプランとしてぜひ整理する必要があります。その作り方には、様々なものがありますが、その一例を後述していますのでご参照ください。

　さて、開業に当たって、もう一点ぜひ確認していただきたいことがあります。
　それは、

開業するからには、必ず成功させるという決意で臨む

ということです。

　「何とかなるだろう」という甘い見通しで開業し成功することは、今日では、極めて困難になってきています。

　明確な経営方針や適切な投資計画、収支計画がないままに、あるいは基本的な経営知識がないままに開業に踏み切り、業者任せに高額の医療機器を導入したものの、思ったように医業収入が上がらず、運転資金にも困って次々に借入を行い、膨大な額の利息を抱え込んで倒産といった最悪のパターンにもなりかねません。

したがって、

> **どんな困難があろうとも必ず成功させる**

という決意を持ち、

> ▶診療所経営の今日的な成功要因
> ▶診療所経営の基本的なノウハウ
> ▶開業に向けての具体的な準備事項

などについて理解を深め、粘り強く開業準備、診療所経営に取り組んでいっていただくためにも、その必要性をぜひご理解いただきたいと思います。

2 開業とは事業家になること

　開業を志しておられるほとんどの先生方は、今どこかの病院か診療所で勤務医として働いておられることと思います。そういう先生方にとって、開業とは、何を意味するのでしょうか。勤務医も開業医もやることは同じなのだから、結局これまでやってきたことの延長で考えればよい、と仮にお考えだとしたら、それは大きな誤りであると言わざるを得ません。なぜなら、

> **開業医と勤務医は、その職務、役割が大きく異なる**

からです。
　それでは、開業医と勤務医の違いとはどのようなものでしょうか。以下で整理してみましょう。

まず、第一の決定的な違いは、

> 勤務医は、一定時間勤務することによって、毎月一定の給料が支払われますが、開業医の場合、基本的には患者さんの診療によって得た医業収入から様々な医業経費を差し引いた残りの金額が自分の収入となる

ということです。
　このことは、患者さんが多く来院し医業収入が増えれば、自分の収入も多くなる反面、患者さんが少なくなれば、自分の収入も減るということを示しています。

　第二の違いは、第一の違いの裏返しですが、

> 勤務医は、自分が担当する業務の範囲で責任を持てばよいが、開業医は、診療所の経営全体に責任を持たなければならない

ということです。すなわち、診療所の存続、発展に向けた各種施策の立案と実施に責任を持たなければなりません。
　第三の違いは、第一、第二の前提に立って、

> **開業医は、自分自身の考え方・方針によって診療所の経営方針を決め、実施できる**

ことです。
　言わば一国一城の主として、思う存分腕を奮うことができるということです。

　ところで、これらの違いは、どうして生まれてくるのでしょうか。それは、

> **開業とは、事業家になることである**

という認識に立てば自ずと明らかになることです。

それでは、「開業とは、事業家になることである」と捉えた場合、どのような資質、能力が求められるでしょうか。
大別しますと、以下の3項目を挙げることができます。

> ① 医療に対する強い情熱・意欲を持ち、明確な医療理念、経営理念、診療方針を持っていること
> ② 医療に関する専門的技術・知識のみならず、診療所経営に関する経営知識を有していること
> ③ 自分が立てた経営方針を推進する行動力と医療スタッフに対する強いリーダーシップを有していること

真っ先に挙げた、
①の強い情熱・意欲は、事業家になる以上、ぜひとも持っておいて欲しい理念です。
これがあれば、
②で挙げた専門的技術・知識や経営知識の修得にも継続的な努力を払うことができますし、
③の強い行動力やリーダーシップが発揮できることにつながるからです。

仮に、情熱や意欲が不足していると思われたなら、ぜひ自分の気持ちを常に奮い立たすものを持つことを心掛けるようにしてください。
また、

> 医療理念、経営理念、診療方針については、自分なりのものをまとめ、できるだけ明文化しておく

とよいでしょう。なぜなら、これらの考え方は、診療所経営を進めて行く中でどんどん変化し、昇華していくからです。

②の専門的技術・知識は、開業するに当たって一定レベル以上のものを修得しておく必要があります。一定レベルとは、もちろん、診療で患者さんに満足してもらえるレベルということです。
この専門的技術・知識が不足すれば、いくらよい設備を導入しても患者さんの満足を得られず悪評をばらまくことになってしまいます。これでは経営が成

り立ちません。

　一方、診療所経営に関する経営知識については、おそらくこれから学ばれる方がほとんどなのではないかと思いますので、特に先生にご認識いただきたいことは、

> **経営知識を持っているかどうかが、成功するスピードを決定づける**

ということです。

　確かに診療技術が優れていれば、それが評判を生み、徐々に患者さんが増えてくることはありえます。しかし、診療技術だけに頼っていては、増患は決して進んでいきません。

　増患を促進するためには、

> ▶患者さんが来院する仕組みを作る
> ▶医療サービスの中身を変える
> ▶患者さんに満足してもらう

ことが必要です。

　そうした施策を考えるために、ぜひ修得していただかなければならないものが、

> **診療所経営に関する経営知識**

なのです。

　③の行動力は、①の情熱・意欲を背景とした

> **強い自信と自己管理力**

によって生まれてきます。

特に、院長先生になれば、誰も自分を叱咤激励してくれません。自己管理がしっかりできない人は、ついついルーズになりがちです。したがって、自分が決めたことは確実に実行するということを心掛け、自分で自分をコントロールする力を、ぜひ身につけていただく必要があります。
　また、医療スタッフの力を引き出すためには、強いリーダーシップを養うことが必要です。特に、人を説得する力やコミュニケーション能力については、リーダーシップの基本となりますので、人と接する時には、常に、このことを心掛け自己訓練することが大切です。

　以上、開業するに当たって求められる資質・能力について述べましたが、仮に先生方が十分でないと判断されたのであれば、今から、その資質や能力を向上させることを、計画的に取り組むようにしてください。

　なお、以下に、開業医として必要な資質・能力をチェックリストに整理しなおしたのでご活用ください。

〈開業医に必要な資質・能力チェックリスト〉

1. 医療に対する情熱、意欲とポリシーを有しているか

   - ☐ 自分の人生観、夢をよく理解しているか
   - ☐ 医療を自分のライフワークと考えているか
   - ☐ 医療に対する強い情熱、使命感を持っているか
   - ☐ 医療のあり方を改善しようという意欲を持っているか
   - ☐ 開業する目的、目標が明確になっているか
   - ☐ 確固とした診療方針、経営方針を有しているか

2. 医療の専門的技術・知識及び経営知識を有しているか

   - ☐ 診療所経営はサービス業であることを理解しているか
   - ☐ サービス業の特徴及び成功ポイントを理解しているか
   - ☐ 他に負けない診療技術・知識を有しているか
   - ☐ 最新の診療技術を研究しているか
   - ☐ 開業資金計画は正確に立てられるか
   - ☐ 予測損益計画が立てられるか
   - ☐ 資金調達の方法を知っているか
   - ☐ 立地条件のポイントを知っているか
   - ☐ 立地調査・診療圏調査の進め方を知っているか
   - ☐ 競合診療所の経営状態が分析できるか
   - ☐ マーケティングとは何か知っているか
   - ☐ 認知率・選択率向上策としてどのようなものがあるか知っているか
   - ☐ 中断・転院防止策としてどのようなものがあるか知っているか
   - ☐ 愛顧患者の作り方について知っているか
   - ☐ 医療スタッフの採用・教育方法を知っているか
   - ☐ 経理・税務の基本的な知識を有しているか
   - ☐ 事務処理の流れについて理解しているか

3. 行動力と強いリーダーシップを有しているか

   - ☐ 自分の決めたことを確実に実施しているか
   - ☐ 自分の1週間のスケジュールが常に明確になっているか
   - ☐ 帳簿付けなど細かい事務処理を厭わずできるか
   - ☐ 自分の考えを相手に正しく伝えることができるか
   - ☐ 患者さんや医療スタッフを説得する自信があるか
   - ☐ 看護師等医療スタッフの不満や不安を親身になって聞けるか
   - ☐ 医療機器・医薬品等の業者と良好なつきあいができる自信があるか
   - ☐ 夫婦関係、家族関係は円満か

3 開業にまつわる様々な不安

いざ開業を具体的に考え出すと、

> ▶いい立地・物件は見つかるだろうか
> ▶お金は調達できるだろうか
> ▶患者さんが来てくれるだろうか
> ▶安定した収入が確保できるだろうか
> ▶医療スタッフが確保できるだろうか
> ▶あるいは定着してくれるだろうか

等々、心配や不安が次々に起こってきます。
　ここで初めて、勤務医の気楽さと開業医の煩わしさが、具体的に意識されることになります。
　もしもこの段階で、逡巡されているようであれば、再度、開業への決意を固め直すようにしてください。

　ところで、これらの不安は、多くの場合、開業プランが詳細に検討されていないために生まれてきます。あれこれ悩むよりも、まず、自分なりの開業プランを作成することです。
　もちろん、まだ不確定要素が多く、完全な開業プランができないかもしれません。また、様々な不安も残ります。
　しかし、その不安は漠然としたものでなく、開業に向けて取り組むべき行動が明らかになった段階での不安です。これまでの不安とは質的に変化しているはずです。

　以下、開業に当たって検討しておくべき事項をチェックリストにまとめましたので、一度確認することをお勧めします。

〈開業に当たって検討すべき事項チェックリスト〉

（関連する章）

- ☐ 自分のライフプランが作られているか
- ☐ 開業する目的、目標が明確になっているか

➡ 第1章
第2章

- ☐ 経営理念、診療方針が明確になっているか
- ☐ 開業規模をどれくらいにするか明確になっているか
- ☐ どれくらいの初期投資が必要か算定したか
- ☐ 資金をどこで、どのように調達するか明確になっているか
- ☐ 資金の返済計画は無理のないものになっているか
- ☐ 実現性の高い予測損益計画が立案されているか

➡ 第3章

- ☐ 開業予定地が明確になっているか
- ☐ 開業予定地の診療圏調査は実施したか
- ☐ 診療所設計の方針が明確になっているか
- ☐ 診療所設計は適切な設計事務所に依頼しているか

➡ 第4章
第5章

- ☐ 医療サービスの内容については明確になっているか
- ☐ 新患の確保から定着に向けての具体的な方針が検討されているか
- ☐ 内覧会が企画されているか

➡ 第6章
第7章

- ☐ 看護師等医療スタッフの採用活動を実施しているか
- ☐ 看護師等医療スタッフの教育計画が立てられているか

➡ 第8章

- ☐ 患者さんの受付から診療終了までの業務の分担が明確になっているか
- ☐ 業務の実施状況を管理する体制ができているか

➡ 第9章

- ☐ 開業に当たって必要な届け出、申請の準備ができているか

➡ 第10章

4 事業の成功とライフプラン

　開業をライフプランの中で位置づけることの重要性については、前節で述べた通りです。それは、診療所開業に限りません。あらゆる事業の開業に共通する重要事項の一つです。
　いかなる事業も、最初は、

> **事業を起こす人の志**

から始まります。家族だけ養えばよいと考えて出発するのと、5年後は、地域でNo.1になり、10年後には、いくつか分院させたいと考えて出発するのとでは、事業の進め方において大きな違いが生じるからです。

　ここで、ライフプランの一つの事例を紹介しましょう（14ページ参照）。
　この事例は、2年前に開業されたある診療所のA院長が開業に当たって作成されたライフプランです。A院長は3年前に立てたライフプランを見て、全くその通りになっているわけではないが、目標としたものの大半が実現していることに大変驚いておられました。
　それは、自分が当初立てたライフプランを常に思い起こすことによって、知らず知らずの内に自分の日常生活を自己管理してきたからではないかと述懐されています。
　開業当時は、

> ▶来院された患者さんに必ず自筆の手紙を出したこと
> ▶経営のイロハを様々なセミナーに通い学んだこと
> ▶苦手としていたコンピュータにも苦労して取り組み予約管理の改善に取り組んだこと

等々、今では、苦しいながらも充実した日々として思い出されるということです。

ライフプランを作る最大の目的は、

> 自分の将来の夢をできるだけビジュアル化して描くことにより、自分を常に奮い立たせること

にあります。

これまで述べてきましたように、開業は、先生の人生にとって大きな転機となります。それは、決して一時のことに留まるものでなく、先生のこれからの生き方を大きく左右するものとなります。

すなわち、開業は先生の人生を成功に導く一つの出発点となるのです。

しかし、開業すれば、必ず成功するかというと実はそうではありません。開業すれば、勤務医とは全く違う様々な困難が待ち受けています。それらの困難を乗り越えるべく懸命に努力した人のみが大きな成功を勝ち取ることができます。

ライフプランは、

> その努力の方向を明確にし、困難にぶつかった時に自分を動機づける支えになってくれるもの

です。

したがって、今から作るライフプランは、

> できるだけ自分がどうしても実現したいと思うもの

でなくてはならないということを理解してください。

まずは、

> 思いきって大きな夢を描くことから始めることが肝要

です。その上で、いくつかの期間に分けてどこまで実現できそうかを考え、より現実化していくことがポイントになります。形式に拘る必要はありません。作り方はいろいろありますが、一つの方法を以下にご紹介いたします（「A院長のライフプラン事例」参照）。

〈A院長のライフプラン〉

項目 年	仕事					家庭・家族	プライベート・趣味	収入	支出		資産	負債
	私	妻	長男	長女	医業収入	仕事の内容と目標			手取り	生活費	ローン返済	貯蓄他	ローン残他
本年 平成25年	40	35	3	1	勤務医	・開業に向けての学習 ・開業プランの作成 ・院長との相談 ・開業予定地の決定（8月頃まで） ・開業準備：設備、医療スタッフ ・医療スタッフ採用・教育		【趣味類は当分の間ストップ】	800万	600万		1,000万	
1年後 平成26年	41	36	4	2	2,000万	・開業（4月ぐらい） ★【毎日毎日が勝負!!】 ・増患対策：挨拶まわり ・患者さんへ自筆の手紙 ・医療スタッフ教育の徹底 ・コンピュータの学習	・長男幼稚園へ入園 【妻の理解と協力】	【経営が軌道に乗るまでストップ】	600万	600万	1年据置	50万	4,000万
2年後 平成27年	42	37	5	3	4,000万	【経営を軌道に乗せる】 ・実績から経営計画の見直し ・患者サービスの点検 ・診療システムの再考 ⇒コンピュータの導入	【妻の理解と協力】	【趣味の再開】 ・ゴルフ ・冬スキー	1,200万	650万	400万	200万	3,600万
3年後 平成28年	43	38	6	4	5,000万	【新しい課題への挑戦】 ・経営理念の見直し ・医療最新技術の導入 ・医療スタッフマニュアルの完備 ・人事制度の整備	・長男小学校へ入学 ・長女幼稚園へ入園 ・家族旅行（中国）	・夏 ヨット ・冬 スキー	1,300万	700万	400万	400万	3,200万

項目	仕事					家庭・家族	プライベート・趣味	収入	支出		資産	負債
年	私	妻	長男	長女	医業収入	仕事の内容と目標			手取り	生活費	ローン返済	貯蓄他	ローン残他
4年後						【診療所体制のリストラ】 ・実績管理の強化 ・効率性の追求 ⇒診療技術の向上 ・患者管理の強化	・家族旅行（オーストラリア）	・ゴルフ ・夏ヨット ・冬スキー					
平成29年	44	39	7	5	6,000万				1,400万	750万	400万	650万	2,800万
5年後						【医師2名体制へ】 ・改装 ・管理システムの見直し ・地域社会への貢献⇒学校、地域団体での啓蒙活動 ・医師の教育育成 ・医師会活動への参画 ・異業種交流	・長女小学校へ入学 ・長男中学校へ入学	・ゴルフ ・夏ヨット ・冬スキー					
平成30年	45	40	8	6	7,000万				1,500万	800万	400万	950万	2,400万
平成31年	46	41	9	7	8,000万				1,600万	800万	400万	1,350万	2,000万
平成32年	47	42	10	8	9,000万				1,700万	850万	400万	1,800万	1,600万
平成33年	48	43	11	9	9,500万				1,800万	900万	400万	2,300万	1,200万
平成34年	49	44	12	10	10,000万				1,900万	950万	400万	2,850万	800万
10年後						【医師3名体制へ】 ・診療所移転 ・管理システムの見直し ・医師の教育・育成 ・医師会活動への貢献 ⇒学校、地域団体での啓蒙活動 ・地域社会への貢献 ・医療に関するエッセイの出版	・長女中学校へ入学 ・長男高校へ入学 ・長女高校へ入学	・ゴルフ ・夏ヨット ・冬スキー					
平成35年	50	45	13	11	10,500万				2,000万	1,000万	400万	3,450万	400万
平成36年	51	46	14	12	11,000万								
平成37年	52	47	15	13	11,500万								
平成38年	53	48	16	14	12,000万								
平成39年	54	49	17	15	12,600万								
15年後						【経営の安定・維持】 ・地域医療活動の貢献 ・医師会への貢献⇒執行部での活動 ・後継者の育成	・長男大学へ入学						
平成40年	55	50	18	16	13,200万								
平成41年	56	51	19	17	13,600万								
平成42年	57	52	20	18	14,000万								
平成43年	58	53	21	19									
平成44年	59	54	22	20									
20年後													

〈ライフプランの作り方〉

1. 項目は「年齢」「仕事」「家庭・家族」「プライベート・趣味」「収入・支出・資産・負債」の５つに分かれています。それぞれの項目について、今後20年まで書き込めるようにします。

2. まず、５年毎に自分がこうありたいというイメージを記入します。５年間を１つの節目としてライフプランを立てていただきたいからです。

3. その後、他の年についても記入していきますが、１年目から５年目までは、毎年書くようにしてください。少なくとも５年後までのイメージは明確に持っていただきたいからです。

4. 記入に際しては、具体的なイメージが持てるように工夫してください。例えば、次のようなことをイメージしてみてください。

   10年後のある１日は何をしているか？
   - 診療所での仕事の進め方、過ごし方
   - プライベートでの時間の過ごし方

   15年後のある１ヶ月は何をしているか？
   - ４月：新しい医療スタッフの受け入れ、配置
     医療スタッフに対する教育
   - ５月：ゴールデンウィークの過ごし方
     診療所での増患キャンペーンの推進
   - 12月：決算前の業績確認、来期事業計画の策定

   ある１年は何をしているか？
   - ５日間の休暇がとれることになり、どうするか
   - 息子が20歳になって、一緒にお酒を飲んだ時にどう感じているか
   - 娘の結婚の時、自分はどう感じているか

5. 詳細は、〈A院長のライフプラン〉をご覧になってください。

ライフプランシート

＊＊＊＊ ライフプランシート１ ＊＊＊＊

作成日　　　年　　月　　日

項目	年齢	仕事		家庭・家族	プライベート・趣味	収入	支出		資産	負債
年	年齢	医業収入	仕事の内容と目標	家庭・家族	プライベート・趣味	手取り	生活費	ローン返済	貯蓄他	ローン残他
本年										
1年後										
2年後										
3年後										
4年後										

＊＊＊＊ライフプランシート２＊＊＊＊

項目	年齢	仕事		家庭・家族	プライベート・趣味	収入	支出		資産	負債
年		医業収入	仕事の内容と目標			手取り	生活費	ローン返済	貯蓄他	ローン残他
5年後 年										
年										
年										
年										
年										
10年後 年										
年										
年										
年										
年										
15年後 年										
年										
年										
年										
年										
20年後										

第2章

診療所開業で成功するために

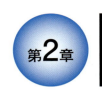

第2章 診療所開業で成功するために

1 経営環境の変化と成功要因

■経営環境の変化

　診療所を取り巻く環境は大きく変わりつつあります。
　30数年前であれば、

> ▶国民皆保険制度の導入で診療所へのニーズが増大した
> ▶医師数そのものが充足されておらず、開業すれば患者さんが集まった
> ▶地域の人口流動性が小さく、一度認知されるとそれが継続した
> ▶健康管理に対する住民の意識が低く、患者さんが多かった
> ▶診療報酬改定によって、確実に点数のアップが行われた

といった状況にあり、基本的な診療技術を持ち、ある程度の設備を持ち、診療所が比較的少ない地域で開業すれば、あまり経営努力をしなくても患者さんが集まり収入も着実に伸びていきました。

　しかし、診療所を取り巻く経営環境は、今日では大きく変わってきています。その主なものを医療制度、地域の医療状況、院内状況の3つに分けて列挙しますと、次表のようになります。

```
◆医療制度面
            •診療報酬引き上げの低迷
            •医師供給体制の拡充(新卒医師の増加)
            •高齢者に対する医療費の完全定率負担の実施
            •被用者保険の自己負担割合の引き上げ

◆地域の医療状況面
            •地域包括ケアシステムへの対応
            •地域住民の流動性増大
            •医療ニーズの多様化と高度化
            •口コミやホームページによる情報活動の活性化
            •診療所間の競合の激化

◆院内状況面
            •事業承継問題の発生
            •院内分業体制の重要性増大
            •優秀な医療スタッフ採用の困難性
            •院内設備の老朽化
```

　これらは、それぞれ波及効果を持ちながら、相互に絡み合っているのですが、その中でも最も大きな影響を及ぼしているのが、

医師供給体制の拡充、つまり新卒医師の増加による競合の激化

です。

　〈表1〉及び〈表2〉は、医師数と診療所数の推移を示したものです。
　これを見ると、医師数は平成16年から平成26年までの11年間に約40,834人増加し、一般診療所も同様に約3,410件増加しています。
　なお、〈表2〉の増加数は純増加数です。

〈表1〉

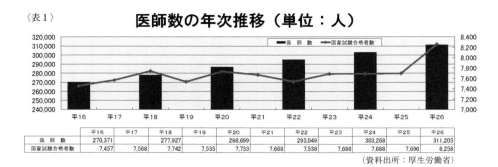

医師数の年次推移（単位：人）

	平16	平17	平18	平19	平20	平21	平22	平23	平24	平25	平26
医師数	270,371		277,927		286,699		295,049		303,268		311,205
国家試験合格者数	7,457	7,568	7,742	7,535	7,733	7,668	7,538	7,686	7,688	7,696	8,258

（資料出所：厚生労働省）

〈表2〉 診療所数の年次推移（単位：件）

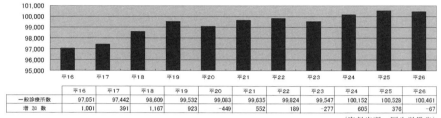

	平16	平17	平18	平19	平20	平21	平22	平23	平24	平25	平26
一般診療所数	97,051	97,442	98,609	99,532	99,083	99,635	99,824	99,547	100,152	100,528	100,461
増加数	1,001	391	1,167	923	-449	552	189	-277	605	376	-67

（資料出所：厚生労働省）

〈表3〉 一般診療所の倒産件数（単位：件）

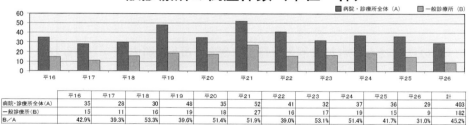

	平16	平17	平18	平19	平20	平21	平22	平23	平24	平25	平26	計
病院・診療所全体(A)	35	28	30	48	35	52	41	32	37	36	29	403
一般診療所(B)	15	11	16	19	18	27	16	17	19	15	9	182
B／A	42.9%	39.3%	53.3%	39.6%	51.4%	51.9%	39.0%	53.1%	51.4%	41.7%	31.0%	45.2%

（資料出所：帝国データバンク）

　民間調査機関の調査結果〈表3〉に現れた医療機関の倒産件数を見てみますと、平成16年から平成26年までの11年間に医療機関全体で403件、そのうち一般診療所は182件で、全体の実に半数近くも占めています。また、医科歯科あわせて医療機関の休廃業は、平成26年では年間239件を数えるようになっています。

したがって、これから開業する場合は、

> 今日の環境をよく見据えたうえで、その環境にいち早く適応していくような経営施策を打っていくこと

が、きわめて重要となります。

ところで、その施策を考えるときに、どうしても外してはならない大切なことがあります。
それは、

> 診療所経営で成功するための今日的なポイント
> ＝成功要因をつかみ、その成功要因の獲得に向けた経営施策を打つ

ということです。
　今日的な成功要因を外した施策は、その施策がいくらアイディアに満ちたものであったとしても、また、その施策の実現に向けて懸命に努力したとしても、十分な成果を獲得できません。それはいくら良い腕を持った釣り師でも、魚のいないところで釣糸をいくら垂れても釣れないのと同じ理屈です。
　また、成功要因に"今日的な"という形容詞をあえて付けていますのは、

成功要因がその時々の経営環境により大きく異なってくる

からです。
　地形や水の流れが変わってくれば、これまでと違った釣り場を選び、その場所にあった方法を考えなければなりません。
　それでは、現在の経営環境下で今日的な成功要因とは、どのようなものでしょうか？
　それは従来のように、診療所を「病気を診てもらうところ」と位置付けているだけでは浮かび上がってきません。

診療所を、

> 「医療サービスを提供して対価を得るサービス業」

と「位置づけたとき」に初めてより鮮明なものになってきます。

■サービス業としての診療所経営
　サービス業とは、一般に

> 「顧客に対して良質な役務を提供し、その対価を得るという事業形態」

を指します。
　それは、一般の物品販売業と比較した場合、次の5つの特徴を持っています。

　第一の特徴は、

> 利用してみなければ、その商品(サービス)の値打ちが分からない

ということです。
　すなわち、いくら良いサービスでも、実際に試してもらうこと(トライアル・ユース)がなければ、その良さは評価されません。
　診療所に置き換えてみますと、患者さんに来院してもらい、診療を受けてもらわなければ、そこの診療技術がすばらしいものであるか、診療にあたった医師や医療スタッフ、あるいは、受付の対応が本当に心のこもったものであり、安心と満足感を与えてくれるものであるかは判断してもらえません。したがって、まずは一人でも多くの方に来院していただくようにすることがポイントとなります。

第二の特徴は、

口コミが非常に大きなウエイトを占めている

ということです。
　これは一つ目に挙げた特徴と大きく関連することですが、サービス業の場合、物品販売業のように商品を見たり、触れたりできません。多くの場合、そのサービスを体験した人からどうだったかを聞いて、そのサービスを受けるかどうかを判断します。仮に、自分の知り合いが、「あの診療所は、サービスが悪い」と言えば、大概の場合、その診療所を敬遠します。

　したがって、

良い評判が伝わるように絶えず工夫する

ことが、大変重要なポイントになってきます。また、悪い評判は口から口へと伝わるうちに増幅されますから、悪い評判が立たないように細心の注意を払う必要があります。

　第三の特徴は、

サービスに対するニーズは、個々人でまったく異なっている

ということです。
　顧客（患者さん）は、多種多様なニーズを持って店（診療所）を訪れます。
　仮に、これらのニーズに対応できなければ、その顧客（患者さん）は二度と来なくなります。つまり、顧客（患者さん）のニーズを敏感にキャッチし、そのニーズに応え、

> 常に顧客（患者さん）に満足してもらえるようなサービスを供給できる体制を整備しておくことがポイント

になります。

　第四の特徴は、

> サービス業での商品（サービス）の品質を決定づけるのは、そこで働く従業員（医療スタッフ）の業務の品質である

ということです。
　診療所の場合、院長先生は当然として、一人ひとりの医療スタッフの応対が悪ければ、それが診療所全体のサービス品質として捉えられ、評判を落とすことになります。
　したがって、各スタッフに対しては、医療サービスに対する基本的な教育を徹底すると同時に医療スタッフを動機づけるための諸制度を整備することが重要になります。

　第五の特徴は、

> 日々の収入によって収益が決まってくる

ということです。
　例えば、「今日はお客さん（患者さん）が少なかった」となると、その日の収入の減少は、もはや取り返しがつかないものになります（これを機会損失といいます）。ところが、物品販売業においては、ある一日の売上が少なくても、別の一日に大量の売上があって取り戻せることがしばしばあります。
　したがって、

> 毎日毎日必要な顧客（患者）数を確保することが収益性向上の大きなポイント

になります。
　サービス業の特徴を踏まえながら、診療所で検討すべきポイントについて述べましたが、しかしもう一点、押さえておかなければならない重要なポイント

があります。それは、物品販売業とも共通することですが、

> **サービス業というのは、総じて立地産業である**

ということです。
　したがって、診療所の場合でも、「近い・交通の便が良い・行きやすい」といった立地条件が経営上大きなウエイトを占めていることを念頭に、立地選定に当たっては、くれぐれも慎重に対応することが求められます。

　以上、サービス業として捉えた場合の診療所経営のポイントを述べてまいりました。これらを踏まえ、今日の成功要因を整理したのが下の図です。

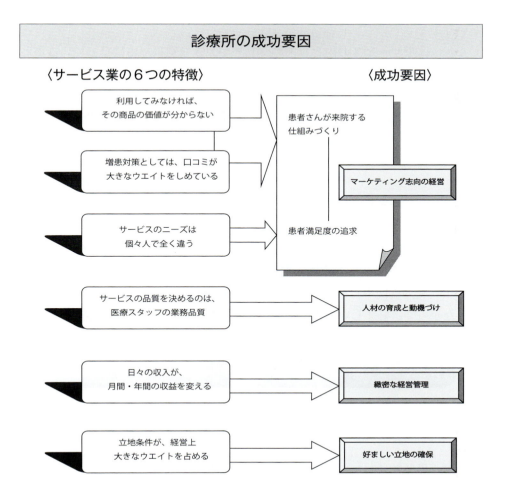

診療所の成功要因

2　好ましい立地の確保

　診療所経営における今日的な成功要因として、最初に「好ましい立地の確保」を挙げているのは、立地の確保が開業準備に向けての最初の取り組みであり、しかも、診療所間の競合が激化してきた今日では、開業後の経営を大きく左右するからです。
　当会では、これまで数多くの診療所の診療圏調査を実施してまいりましたが、「あなたはなぜこの診療所を選びましたか？」という質問をしますと、

> **常に半数を占めるのが「通院に便利だから」**

ということです。
　これは医療サービスの内容以前に、立地が大きな選択理由になっていることを実証しています。したがって、これから開業される先生は、たまたま物件が見つかったから開業するというのではなく、経営が成り立つだけの立地かどうかを詳細に調査したうえで開業することが重要です。これを疎かにしますと、せっかく開業しても、十分な患者さんを確保できず、後で大変な苦労を強いられることになります。

　それでは、好ましい立地とは、どのような立地をいうのでしょうか？
　まず、大前提として押さえておかなければならないことは、診療所の場合、患者さんが通院する場合の所要時間は、片道約15分以内が全体の約60％を占めており、これをもとに診療圏の範囲を考えますと、徒歩での通院では半径1km、公共交通機関や自家用車での通院では半径5km～10kmと考えられます。
　したがって、好ましい立地の第一条件は自院の開業予定地を中心点として、

> **徒歩で半径1km以内（自院の診療圏）に潜在患者が十分存在する**

ということです。患者さんにすれば、「近い」という条件を満たすことになります。
　なお、患者数については、夜間人口・昼間人口を合わせて検討する必要があ

ります。患者さん側からの「近さ」は、自分の住居・職場の両面から考えられるからです。また、十分とは、自院の経営が成り立つだけの患者数がいるという意味ですが、競合診療所があれば、かなり割り引いて考える必要があります。

好ましい立地の第二の条件は、

> **患者さんにとって行きやすい場所である**

ということです。

これは、第一条件の「近さ」に加えて、「分かりやすい」「ついでに行ける」「交通の便が良い」「車でも行ける」などの要素が加わります。

ただし、それはいろいろな要素を組み合わせ、総合的に判断する必要があります。

例えば、大きな道路に面している場合、近くに横断歩道がなければ、道路の反対側の住民にしてみれば非常に不便な立地になります。

第三の条件は、第一の条件と密接に関わることですが、

> **競合診療所が少ない**

ということです。

ただし、この場合、単に量的なことだけを指しているのではないことに留意していただく必要があります。量的なことだけを考えれば、おそらく、これから開業されるほとんどの地域には、既にいくつもの診療所が存在することと思います。そのような立地を避けて、まだ診療所がないところを探すのは至難の業です。

そこで、ぜひ既存診療所の実態を探り、その診療所よりも優れた医療サービスができるかどうかを判断してください。既存診療所が提供している医療サービスが、自分が提供できるサービスレベルよりもはるかに高いものであれば、たとえ一診療所しかなくても大きな競合になりますし、逆の場合は、たとえどんなに多くの診療所があろうと恐れる必要はありません。

最後に第四の条件として、ぜひ挙げておきたい点は、

> **将来の発展が見込める**

ということです。

これは、非常に重要な条件であり見過ごすことはできませんが、実際の判定には、大変困難な面があります。人口の推移・人口の年齢別構成・地域の発展状況を調査したり、専門家に聞くなどして、総合的に判断してみる必要があります。

以上、好ましい立地のポイントを4点にまとめて示しました。
開業を計画している医師の多くは、いろいろと調査し、立地を選定しようと考えていると思いますが、そうでない場合は、

> **立地は、開業後の経営に50％以上の影響を与える**

ということを肝に銘じ、あらゆる方法を駆使して好ましい立地の探索・選定に取り組んでいただきたいと思います。

3　マーケティング志向の経営

診療所を取り巻く経営環境は、診療所数の増加に伴う競争の激化により、ますます厳しい状況になってきています。「良い医療サービスを提供さえしていれば、患者さんは来る」という時代は、遠い昔の話になってきています。
このような時代において、とりわけ重要なことは、患者さんを待つという姿勢でなく、積極的に患者さんを確保する方法を考え、患者さんに働きかけていくということです。
すなわち、

マーケティング志向の経営を実践する

ということです。

ところで、マーケティングとはどのような活動をいうのでしょうか？
さまざまな定義の仕方がありますが、簡単に申しますと、

顧客のニーズ（必要性）やウォンツ（欲求）を満たすことを意図する一連の活動

と定義できます。
　その一連の活動の中でも、特に診療所経営における要諦として、次の２つのことが挙げられます。

```
①　患者満足度の追求……………………良い医療サービスの提供
②　患者さんが来る仕組みづくり………トライアル・ユースの促進、
                                リピート率の向上
```

①の「患者満足度の追求」という視点は、
　今日のように競争が激化している経営環境下では、決定的に重要な要素になります。ただし、それは「良い医療サービスを提供する」ということだけを指しているのではありません。
　例えば、電話対応・受付から始まって、検査や診療、そして会計を終えて帰るまでいかに快適にスムーズに診療を受けられるか、また、診療の説明や啓蒙といった情報提供を含めて、どれだけの付加サービスが得られるか、という診療全般のサービスを患者さんは求めるようになってきているのです。
　したがって、自院が提供している医療サービスに患者さんが満足しているかどうか、常に関心を持ち、不満足な点があれば即刻改善し、患者さんの満足度を高めていくことが重要になってきています。

②の「患者さんが来る仕組みを作る」という視点は、
　患者さんが自院を選択し来院してくれるように積極的に患者さんおよびキー

マンに働きかけていくということです。これは、診療所をサービス業として、あるいは事業として位置付けたときに初めて出る視点です。
　前節でも明らかにしましたが、サービス業の第一の特徴は、

> サービスを受けていただいて初めてそのサービスの価値が評価される

ということでした。
　したがって、どんなに優れた医療サービスがあっても患者さんが来院してくれなければ、その良さを知らせることはできません。
　そこで、まずはトライアル・ユース（試用）で、多くの方々に来院していただくように、考えられるあらゆる施策を検討しておく必要があります。
　例えば、開業したことを知ってもらうために、

> 開業のイベントを開くなどの手を打つことが重要

になってきます。

　また、

> 自院を選択していただくために、地域の有力者（キーマン）ともできるだけコネクションを持ち、知人の紹介を依頼するといったことも大切な活動

です。
　さらに、診療所経営を安定させていくためには、

> 一度来院していただいた患者さんに継続して来院していただくこと、すなわちリピート率（継続使用）向上が重要

になります。

そのため、

> 診療途中で転院されないように患者さんの満足度を高めるとともに、診療が終わった患者さんに対しても、健康教室に参加していただくなど、できるだけコミュニケーションがとれる関係を作っておく

ことが大切になります。

なお、「患者満足度の追求」「患者さんが来院する仕組みづくり」に関する具体的な施策については第6章、第7章をご参照ください。

4 人材の育成と動機づけ

ところで、先に挙げた診療所のサービスにしろ、患者さんが来院する仕組みづくりにしろ、そのほとんどが、診療所に従事する人材（医師および医療スタッフ）の力に依存します。

すなわち、これらの人材が、

> 診療所の医療サービスの質を決定すると同時に増患を実現する要になる

といっても過言ではありません。

特に、医療サービスに対するニーズの多様化・高度化は、ますます医療スタッフの質の高さを要求してきています。

それでは、質の高い人材をどのように育成し、動機づけていけばよいのでしょうか。そのポイントとして、ぜひ検討していただきたいのが、次の3点です。

> ① 優秀な人材を採用する仕組みを作る
> ② 効果的な教育システムを作る
> ③ やる気の出る人事諸制度を作る

①の**優秀な人材の採用**は、

質の高い人材を育成していくうえで、その前提条件になるものです。特に、

> 開業したばかりなのに優秀な人材が来るはずがないと初めから諦めないようにすること

が大切です。もちろん、既に実績のある診療所と比べれば不利な点はありますが、逆に、「建物も設備も全く新しい」「旧来のやり方に拘らなくてよい」など、既存診療所にない魅力があります。むしろ、それらの魅力を前面に出して採用活動に取り組むことが肝要です。

②の**効果的な教育システム**については、

開業前に一通りのものを作り、実際に実施していただく必要があります。既に述べましたように、開業と同時に来院された患者さんに好印象を持ってもらうことが、良い評判を生み、今後の増患に決定的な影響を与えるからです。仮に、悪い印象を持たれることになれば、それが悪い評判を生み、それを払拭するのに相当の時間をかけなければなりません。

> 開業してから徐々に教育すればよいというような安易な考えはぜひ、捨てること

が重要です。

なお、教育方法には、仕事をやりながら現場で教育する方法もありますが、それだけでは不十分だと言わざるを得ません。

> 教育目的・教育内容を検討し、よりスピーディに教育効果が上がるような方法を考え、系統的に実施していくことが重要

です。

例えば、来院された患者さんへの対応については、具体的なトーク（話し方）

を書いたマニュアルを整備し、実際にロールプレイングを実施する、医療スタッフについては、図解入りの手引書を作成し、それに基づいて教育するなどの方法があります。

③の**やる気が出る人事諸制度の整備**という点に関しては、
特に「やる気」ということに注目してください。

人事諸制度となりますと、就業規則や服務規程等をすぐ連想しがちですが、これらは、従業員の権利や仕事上で最低限守るべき事項をまとめたものに過ぎません。

従業員のやる気を引き出すためには、

> **自分の業務や能力が適切に評価され、処遇に反映される制度を作ること**

が大切なポイントになります。

以上、人材の育成および動機づけの重要性とポイントについて述べましたが、これらについては、第8章で記述していますのでご参照ください。

5　緻密な経営管理

第四番目の成功要因である「緻密な経営管理」は、診療所の収益性が低下してきている今日においては、大変重要なテーマの一つになっています。
しかし、既に開業されている診療所でも、適切な経営管理がなされているところは、極めて少ないのが実態です。ひどいところでは、毎日来院されている患者数すら把握されていません。これでは、収益性の悪化した際に十分な対策が打てるはずはありません。

それでは、経営管理とは、どのようなことをいうのでしょうか？
要約すれば、

> ある目標の実現に向け、具体的な施策を立案し、　　《計画》
> 実施することによって、　　　　　　　　　　　　　《実施》
> その結果を分析・評価し、　　　　　　　　　　　　《統制》
> 次なる行動を計画する一連の活動　　　　　　　　　《改善》

であるといえます。

　これらの活動は、企業の経営においては、当然のごとく実施されていることです。ところが診療所経営の実態を見ると、意外に多いのは、「今日は、30人の患者さんが来て大変忙しかった」「今日は、15人しか患者さんが来なくて、手持ち無沙汰だった」という評価で終わっているということです。

　先に述べましたように、診療所も事業である以上、一定の収益を上げなければ、雇い入れている医療スタッフに対し、十分な給料を支払うことができません。また、業者から仕入れた医療機器や医薬品の料金も払えないことになります。資金が足りなくなれば、せっかく開業しても倒産の憂き目を見ざるを得なくなります。

　したがって、自院が安定的な収益を確保していくためには、

> 毎日何人の患者さんを診なければならないのか、その目標数値を明らかにし、それだけの患者数を確保するための施策を検討し、実施することによって、その結果を評価し、さらに、より効果的な施策を打つ

という活動が必要になってきます。

　例えば、ある診療所では、全く無管理な状態から、毎日の来院患者数をつかみ、日々の患者数を一定数以上に平準化することに取り組んだだけで、20％もの増収を実現したところがあります。

　それでは、診療所において、いかなる経営管理が必要なのでしょうか？
　大別しますと、次の4つに分けることができます。

> ① 患者管理
> ② 診療管理
> ③ 人事管理
> ④ 財務管理

①の患者管理は、
　患者数の増大と定着を目的とした管理です。新しい患者さんの確保、患者さんの受け入れ、中断・転院の防止などがその管理の対象となります。

②の診療管理では、
　医療サービス全般が、一定の品質により提供され患者さんに満足されているか、さらには、そのサービスが短時間で、低コストで実施されているかをチェックし、対応策を検討します。

③の人事管理は、
　医療スタッフや医師の採用・教育・評価・給与などを対象とした管理活動です。これらの活動の重要性については、前節で解説した通りです。特に管理という視点からは、前節で述べたことが効果的になされているかどうかをチェックすることが大切になります。

④の財務管理には、
　大きく分けて、確実に収益が上がっているかどうかを管理する収益管理と、資金がうまく回っているかどうかを管理する資金管理の2つがあります。

第3章

開業基本プランの作成

第3章 開業基本プランの作成

　開業に当たってまず検討していただきたいことは、前章で学んだ今日的な成功要因を踏まえた上で、自分が目指す診療所像を明確にし、開業に向けての基本プランをまとめることです。

　すなわち、開業するとすれば、どの地域で、どれくらいの規模で開業するのか、どのような方針・理念で運営するのか、診療内容やサービスでどのような特色をもたせるのか、収益はどの程度確保するのか、資金はどのように調達するのかなど、開業に向けて具体的な青写真を作る必要があります。

　ところで、この基本プランの作成の目的は、

> 自分が漠然と描いている開業イメージをより鮮明にする

ことにあります。

　まだ、開業予定地が決まっていない段階では、当然、そのプランも根拠も乏しいものになってしまいます。しかし、自分の思いをまとめることによって、今後何をしなければならないかが徐々にはっきりしてくるはずです。

　したがって、このプランは、一度作ればそれでよいというものではなく、

> 各段階において何度も作り直す

必要があります。

　開業するかどうかまだ迷っている段階では、

> ひとまず、自らの思いを中心に、目指すべき診療所像を明らかにすることに取り組み、

開業を具体的に決意した段階では、

> **初期投資計画、資金計画をより詳細に検討し、**

さらに開業予定地がほぼ決まった段階においては、

> **具体的な施策も考慮して、損益計画をより現実的なものにしていくこと**

が肝要です。
　なお、開業基本プランとして検討すべきものとしては、以下のものがあります。

【事業プランの構成】

1）目指すべき診療所像
　・診療所概要・・・開業地域、開業形態、施設・設備、人員数
　・経営理念
　・経営方針
2）初期投資計画
　・土地関係費　・建設・施工費　・医療機器費
　・什器・備品費　・開設費　・運転資金
3）予測損益計画
　・医業収入　・医業費用　・医業利益
　・予測損益計画（初年度及び5年間）
4）資金計画
　・資金調達と返済
5）開業スケジュール

　次頁の診療科目別の開業目安表を参考に、ご自身の診療所はどの程度の準備が必要になるか検討してみてください。

主要科目別開業目安表

科目	面積	医療機器	従業員数	内装工事費	運転資金
内科	100㎡（30坪以上）	3,000万円	4～5名	テナント 坪40～70万円 戸建 坪80万円以上	1,500万円 ～4,000万円
小児科	130㎡（40坪以上）	2,000万円	4～5名		
整形外科	165㎡（50坪以上）	3,000万円	5～8名		
耳鼻咽喉科	100㎡（30坪以上）	3,000万円	3～5名		
皮膚科	70㎡（20坪以上）	2,000万円	3～5名		
眼科	100㎡（30坪以上）	4,500万円	3～5名		
精神科	50㎡（15坪以上）	800万円	2～3名		

3－1　目指すべき診療所像の検討

（1）診療所概要

　基本プランを作成するに当たって、まず、先生が目指す診療所の概要を決める必要があります。
　すなわち、
　　　　▶どの地域で開業するのか
　　　　▶ビルのテナントで開業するのか
　あるいは
　　　　▶一戸建てで開業するのか
　さらに、
　　　　▶どれくらいの規模で開業し、将来どれくらいの診療所を目指すのか
といったことを決めます。

また、最近では、在宅医療や往診等、「診療所で診察」という形式にこだわらない診察も増えてきています。特に競合する診療所が増加してくると外来患者が減ってきてしまうと想像できますので、将来性のある在宅医療の導入も真剣に考えてみるべきです。

　以下に在宅医療のメリット、デメリットを挙げておきます。

> （メリット）
> ・社会の高齢化・高齢者の独居化が進む中で、将来有望な分野といえる。
> ・診療報酬が高めに設定されている（ただし、施設基準等、人員要件を満たす必要がある）。
> ・在宅医療に特化することにより、建物や設備への初期投資が軽減できる。
>
> （デメリット）
> ・365日24時間対応の負担が大きい。
> ・複数の常勤医師の役割分担や地域連携が不可欠（個人だけでは難しい）。

　以上のメリット、デメリットを踏まえて、ご自身で開業する診療所の地域性、施設・設備、人員数、資金等を考慮して、在宅医療にどの程度取り組んでいくかを計画してみてください。

　まだ漠然としている場合は、仮に設定して先に進むようにしてください。他のものを作成していく内に、始めに設定した事柄が妥当なものであったかどうか、より具体的に見えてくるはずです。
　なお、ここでの検討項目とそのポイントを以下に示しましたので、ご参照の上、次ページの診療所概要検討表にまとめてみてください。

【診療所概要とポイント】

検討項目	ポイント
１．開業地域	• 都市圏にするか、地方にするか 　→都市圏では競合が激しいことが予想される • ビジネス街か、商店街か、住宅街か 　→地域の特色により患者層が違ってくる • 将来的にも住みたい地域か 　→将来的にも住みたい地域でなければ愛着がわかない
２．開業形態	• 賃貸か、一戸建てか 　→一戸建ての場合、自分の思うような診療所設計が可能、ただし、初期投資資金大 　→賃貸の場合、比較的身軽だが診療所設計に制約 • 外来中心か、在宅中心か 　→在宅医療の導入も検討
３．施設・設備	• 広さ 　→診療科や患者に見合った広さを想定
４．人員数	• 医師 • 看護師、事務員 • その他（薬剤師・療法士等の専門スタッフ）

◆診療所概要検討表

検討項目	内容	備考
１．開業地域		
２．開業形態		
３．施設・設備	• 広さ　　　　　　　　　坪	
４．人員数	• 医師　　　　　　　　　人 • 看護師、事務員　　　　人 • その他　　　　　　　　人 　　合計　　　　　　　　人	院長先生含む

（2）経営理念

　経営理念は、診療所を経営（運営）するに当たっての基本的な考え方をまとめたものです。先生の理想とする診療所とはどのようなものであり、その理想実現に向けて、どのような診療所経営を行うのか、まずは、

> 開業に当たっての初志をまとめてみる

とよいでしょう。
　ただし、診療所経営を行うには、多くの患者さんに支持されなければなりません。また、協力していただく医療スタッフの方々に共感をもってもらう必要があります。
　したがって、まずは自分の思いをまとめ、患者さんあるいは医療スタッフにも受け入れられるものであるかどうかをチェックし、練り直すようにしてください。

　ところで、一般に、「経営理念は、一度作ればむやみに変えるべきでない」と言われますが、それは必ずしも正しいとは言えません。
　なぜなら、

> 経営環境が変われば、診療所経営に対する考え方も当然変えていかなければ、環境に適応していけない

からです。
　例えば、患者さんへのサービスのあり方についても、今日では、快適性や利便性、あるいは情報提供を求めるようになってきています。

　したがって、経営理念も、単に「丁寧に診療する」といったレベルのものでは不十分になってきています。「的確な情報を提供し、患者さんに満足いただける診療をする」といったように一歩突っ込んだ内容にしていくことが求められてきています。
　なお、「経営理念の作り方」を以下で説明しています。

■ 経営理念の作り方

手順1：以下の視点により、先生自身の現在の考えを思いつくまま列挙してみてください。
できるだけ具体的に書くことがポイントです。
※経営理念検討シートの「期待されていること・実現したいこと」の欄に記入

（視点）・一般社会は、現在の医療に、何を期待しているか
・地域住民（患者さん）は、診療所に対して、どのような医療サービスを求めているか
・診療所で働く医療スタッフ達は、何を求めて診療所に勤めるのか
・家族は、あなたの独立開業に何を期待しているのか
・先生ご自身は独立開業で何を実現しようとしているのか

手順2：手順1で検討した様々な人々の期待、要望、欲求に応えるために、先生はどのような考えで診療所経営にあたるべきだと思うか、また、医療スタッフに対してはどのようなことを要求すべきであるのか、思うところを整理します。
※経営理念検討シートの「経営に対する考え方」の欄に記入

手順3：手順2でまとめた考えは、先生ご自身の周囲の状況から判断して、理論的に導き出されたものです。しかし、それらの考えは、自分の本音と一致した時、すなわち感情的にも納得された時に、初めて自分の行動を支えるものになります。そこで、再度、手順2で出された考えから、自分の経営の根本に置きたいものを抽出し、以下の要領により、経営理念としてまとめます。
※経営理念検討シートの「経営理念」の欄に記入

（まとめ方）　1．見出しの文章を作る
　　　　　　　　・できるだけ簡潔で分かりやすい表現にする

　　　　　　　2．具体的な内容をまとめる
　　　　　　　　・どのような行動が求められるのか、イメージできるように

　　　　　　　3．抽象的な言葉については説明文をつける
　　　　　　　　〈例〉
　　　　　　　　「丁寧とは」
　　　　　　　　…診療の必要性を各段階で説明し、患者さんの納得を得ること

〈経営理念検討事例〉

期待されていること・実現したいこと	経営に対する考え方	経営理念
1. 一般社会は、現在の医療に何を期待しているのか	啓蒙のための小冊子の作成　最新情報の入手と学習	●安全・安心な医療をおもてなしの心を持って提供
2. 地域住民（患者さん）は、診療所にどのような医療サービスを求めているのか ・丁寧な診療 ・診療内容の説明と納得 ・気持ちの良い応対	診療技術を常に磨く　親切で、丁寧な説明　患者さんとのふれあいを大切に	●地域に根ざし、患者さんに寄り添ったトータルケアの実践 ・親切・丁寧・迅速な対応 ・患者さんは、好んで診療所を訪れているわけではなく、やむにやまれず来院していることを忘れてはならない 【親切・丁寧とは】……… 自分を相手の立場に置きかえること 【迅速とは】……… 相手の時間を無駄使いしないこと
3. 診療所で働く医療スタッフ達は、何を求めて診療所に勤めるのか ・やりがいのある仕事 ・能力の評価と高い給与 ・技能の向上	コミュニケーションを徹底する　公正で納得のいく評価をする　教育・研修を充実する	
4. 家族は、先生の独立開業に何を期待しているのか ・収入の安定 ・充実した生活	早く経営を軌道にのせる　理解と協力が得られるようにする	●篤く情熱をもって志事（志を持った仕事）に携わる ・ともに成長する姿勢の堅持 ・単に生活のために働く場ではなく、より生活した生活ができるよう、共に成長できる場にしたい
5. 先生ご自身は、独立開業で何を実現したいのか ・患者さん本位の医療 ・より高い収入 ・充実感	きめ細かいサービスを徹底する　絶えず新しいものに挑戦する	

〈経営理念検討シート〉

経営理念検討シート

	期待されていること・実現したいこと	経営に対する考え方	経営理念
1.	一般社会は、現在の医療に何を期待しているのか		
2.	地域住民（患者さん）は、診療所にどのような医療サービスを求めているのか		
3.	診療所で働く医療スタッフ達は、何を求めて診療所に勤めるのか		
4.	家族は、先生の独立開業に何を期待しているのか		
5.	先生ご自身は、独立開業で何を実現したいのか		

（3）経営方針

　次に、これから開業される診療所の経営方針について考えてみましょう。
　経営方針は、診療所を経営していく上での基本的な考え方をまとめた経営理念と違って、診療所運営に関する具体的な方針をまとめたものです。
　すなわち、

> ▶どのような患者層に対して、どのような医療サービスを提供していくか
> ▶診療時間は何時から何時までにするか
> ▶患者さんの受け入れはどうするか

など、

診療所を経営していくための行動指針

をまとめたものです。したがって、これをまとめることにより、これから開業しようとしている診療所のイメージがより鮮明になってくるはずです。

　ところで、経営方針を作るに当たって、特に重視していただきたいことは、

いかに患者さんに支持される診療所を作るか

ということです。
　多くの資金を投入して開業したとしても、患者さんが来院してくれなければ、経営が成り立っていきません。そこで、

> 現在勤めておられる医療機関や他の診療所の状況なども思い起こし、どのようなサービスを提供すれば患者さんに支持されるか

を検討する必要があります。

また、診療所の増加により、競合が激しくなってきた今日においては、他の診療所にない特色を作り出し、アピールしていくことが大変重要になってきています。

　したがって

> **他の診療所にはない特色をどのように打ち出すか**

をあわせて検討する必要があります。

　なお、経営方針の中身については、

> **開業準備の進展状況に応じて何度も見直しをしていくことが重要**

です。

　最初は、自分が理想としている診療所を思い浮かべ、まとめるのも良いでしょう。ただし、開業直前においては、

> **より現実的なものとして整理し、医療スタッフにも示せるようにしておくこと**

が大切です。

　次ページの「経営方針の作り方」を参照し、先生ご自身で現段階での経営方針をまとめてみてください。

■ 経営方針の作り方

　　手順1　：以下の項目に関する方針を検討し、患者さんから支持されるために特に重要と思われるものを「経営方針検討シート」の「具体的な内容」欄に整理してください。

　　　　　　（検討項目事例）　◆診療内容・方法
　　　　　　　　　　　　　　　◆診療時間
　　　　　　　　　　　　　　　◆予約受付
　　　　　　　　　　　　　　　◆患者応対
　　　　　　　　　　　　　　　◆情報提供
　　　　　　　　　　　　　　　◆環境整備

　　手順2　：手順1で検討した内容について、特にどのような特色を打ち出すか、より具体的に検討し、該当欄に記入してください。

＊各方針については、この後の章でより詳細に検討しますので、この段階では、現在の先生ご自身の思いを中心にまとめるようにしてください。

経営方針検討事例

〈経営方針検討事例〉

検討項目	具体的な内容	どのような特色を打ち出すか
1. 診療内容・方法	●診療技術については地域NO.1を目指す ●患者さん本位の診療 ●事前説明、事後説明	・専門機器を導入、連携により複数の医師・医療機関による診療を心がける ・電子カルテの導入 ・できるだけ診療時間、診療期間を短くする ・診療に関しては納得いくまで質問を受け付ける ・院内処方にするのか、院外処方にするのか
2. 診療時間	（平日）9:00～12:30 　　　　14:00～19:00 （土曜日）9:00～14:00 （日曜日・祝日）休診	・地域の特徴に応じた診療時間・曜日を設定する ・近隣の診療所の休診日も考慮する
3. 予約受付	●アポイント・システムの導入	・患者さんの生活パターンにあわせた運用 ・急患はいつでも受付
4. 患者応対	●親切で心のこもった対応	・患者さんの利益を最優先に考える ・微笑みを忘れない
5. 情報提供	●健康管理活動の徹底	・患者さん向けの勉強会の実施
6. 環境整備	●清潔で落ち着いた待合室	・花、BGM、香りのコーディネート ・整理・整頓、清掃の毎日点検

〈経営方針検討シート〉

経営方針検討シート

検討項目	具体的な内容	どのような特色を打ち出すか
1. 診療内容・方法		
2. 診療時間		
3. 予約受付		
4. 患者応対		
5. 情報提供		
6. 環境整備		

3-2　初期投資計画の作成

　新規開業をする場合、絶対的な制約条件として、準備可能資金額があります。自分がいくら大きな夢を描いても、それに必要な資金を調達できなければ、それは、現実のものにはなりません。
　開業するために必要な資金は、既に一般勤務医が自己資金で賄える額を遥かに超えてしまっていますので、金融機関から融資を受けるケースがほとんどです。したがって、準備可能資金は、

> **自己資金と金融機関等からの調達可能資金の合計金額**

としてとらえることができます。
　ただし、金融機関からの融資も、無制限に受けられるわけではありません。通常、金融機関にもよりますが、担保物件の60～70％までとされています。担保物件がない場合は、購入する土地、建物、医療機器を担保に提供することになりますが、この場合、購入資金に開設費・運転資金等を加えた総合計金額の20％の自己資金が必要となります。
　したがって、自己資金をどれだけ保有しているかによって、必然的に準備可能資金が決定することになります。
　準備可能資金の見積もりができれば、その準備可能資金の範囲の中で初期投資計画を立案することになります。ただし、金融機関からの借入金については、開業後返済していかなければなりませんので、資金計画や損益計画を立てた段階で再調整する必要があります。借入金が返済できないとなれば、開業規模を変更することも検討しなければなりません。
　ところで、開業のために必要な資金としては、どのようなものがあるでしょうか。大別しますと、次のようになります。

> (1) 土地関係費　　(2) 建設・施工費
> (3) 医療機器費　　(4) 什器・備品費
> (5) 開設費及び運転資金

以下、その具体的な内容と検討ポイントについて解説します。なお、詳細については、専門業者に問い合わせ、見積もりをとり、「初期投資計画書シート」にまとめてください。

〈初期投資計画書事例〉

設備項目		投資金額	資金配分
不動産関係	自己所有 土地購入費		
	建設・施工費	9,100 万円	65.5
	設計管理料	634 万円	4.5
	登記手数料	10 万円	0.1
	建築諸費用	137 万円	1.0
	諸税	407 万円	2.9
	賃貸借 保証金	-	
	敷金	-	
	仲介手数料	-	
	内装工事費	-	
医療機器		1,927 万円	13.9
什器・備品		183 万円	1.3
運転資金		1,000 万円	7.2
開設費		500 万円	3.6
合　　　計		13,898 万円	100.0%

〈初期投資計画書シート〉

設 備 項 目			投資金額	資金配分
不動産関係	自己所有	土地購入費		
		建設・施工費		
		設計管理料		
		登記手数料		
		建築諸費用		
		諸税		
	賃貸借	保証金		
		敷金		
		仲介手数料		
		内装工事費		
医療機器				
什器・備品				
運転資金				
開設費				
合　　計				

第3章　開業基本プランの作成

（1）土地関係費

　土地を購入する場合、必要となる投資額は膨大になってしまいます。建物や設備、医療機器類は減価償却によって資金を回収することができますが、土地は償却できません。

　特に、借入金により土地購入を行う場合は、税引き後の利益から返済していかなければなりませんので、収益計画、返済計画をしっかり立て、将来、資金繰りで行き詰まらないようにすることが重要です。

　なお、土地購入にかかる費用としては、次のようなものがあります。

- ●土地購入費
- ●不動産業者仲介料……………土地購入価格の３～５％
- ●土地登記料…………………土地購入価格の１～2.5％
- ●税金……………………土地購入価格の２～3.5％
    - ▶不動産取得税
    - ▶都市計画税
    - ▶固定資産税
- ●その他費用
    - ▶土地測量費
    - ▶農地用途変更料
    - ▶既存建物等撤去費用　他

　したがって、仮に5,000万円の土地を購入する場合、土地にかかる費用は、総額5,300～5,550万円を見込まなければなりません。

（2）建設・施工費

　建設・施工費は、土地購入費を除いた場合において、開業資金に占める割合が最も高い項目です。具体的には、以下のものがあります。

　なお、新築でなく、ビル等のテナントになる場合は、内装工事費が発生します。

> ●建物工事費
> 　　木造、コンクリート・ブロック造、鉄筋コンクリート造、鉄骨鉄筋造の順に高くなる
>
> ●外溝・看板・造園費その他
> ●更新・追加工事費……………建物工事費の5～10%
> ●設計・追加工事費……………建物工事費の4～6%（診療）
> 　　　　　　　　　　　　　　　建物工事費の6～8%（住居）
> ●確認申請料
> 　　　　その他申請手数料、分担金
> ●税金……………………………建物工事費の1.5～2.5%
> 　　　▶不動産取得税
> 　　　▶登録免許税
> 　　　▶都市計画税
> 　　　▶固定資産税
>
> ●建築中の諸経費………………建物工事費の1～1.5%
> 　　　地鎮祭、上棟式、設計・工事中の連絡、通信、
> 　　　打ち合わせ会合費、隣家への挨拶費

（3）医療機器費

　医療機器費については、初期の開業規模をどの程度にするのか、あるいは、どのような医療機能を果たすかという診療方針・診療科目によって異なってきます。特に、毎日どれくらいの患者さんが見込めるかを予測し、導入を検討するようにすることが大切です。十分採算のとれる見込みがなければ、開業後経営を圧迫する危険性があります。

　また、医療機器を導入する方法としては、購入の他にリースを活用する方法があります。リースを活用するに当たっては、次のようなメリット、デメリットを勘案して検討することが肝要です。また、手元資金がなくても機器調達できることから、過剰投資になる危険性がありますので留意してください。

〈リース活用によるメリット〉
　1）資金の効率的な運用
　　月々のリース料の支払いだけで医療機器の調達ができ、購入の場合の資金調達が不要。
　2）リース料の必要経費算入
　　リース料は必要経費として全額を損金算入できる。
　3）陳腐化リスクの回避
　　リース期間は法定耐用年数より短く（70％または60％以上）設定でき、短期間で減価償却したことになる。

〈リース活用によるデメリット〉
　1）購入に比べ割高
　　リース料の中には、金利や保険、手数料などが含まれ割高になる。
　2）途中解約ができない
　　仮に解約する場合は、残りのリース料の総額に相当する解約金が必要。
　3）残存価値はリース会社に
　　リース期間が過ぎれば、物件をリース会社に返却しなければならない。すなわち、残存価値はリース会社に属することになる。

（4）什器・備品費

1）什器・調度品

　什器・調度品としては、診療所諸室の机・椅子、カーテン・敷物類、時計等があります。患者サービス重視の医療を提供するために、診療所の雰囲気は大変重要です。特に、患者さんに清潔で落ち着いたイメージを与える上で、家具・調度品は、大変重要な役割を演じます。したがって、患者さんに与えるイメージがある程度決まっている場合は、そのターゲットに合わせた家具・調度品を揃えることも工夫してみてください。

2）電気・ガス器具類

　特に必要なものとしては、掃除機、冷蔵庫などが挙げられます。

3）事務用品等

　事務用品には、備品としてコンピュータ、多機能電話、コピー機、FAX、レジスター、その他に伝票類、診察券、薬袋などの印刷費用があります。
　医業事務のコンピュータ化が当たり前の現在の状況を考えますと、新規開業時にはコンピュータは、もはや不可欠と言えます。
　また、休診日でも連絡がつくように、留守録機能、転送機能のついた多機能電話及びFAXも備え付けておくことが大切です。
　その他の備品では、スリッパ、雑誌、トイレ用品、清掃用品等の雑貨から避難用具、消火器等が挙げられます。

（5）開設費及び運転資金

　土地や設備などの固定資産を購入する資金の他にも、開業までには様々な費用が必要となります。
　例えば、以下のような費用です。

> ▶開業前に支払う土地、建物などの賃借料
> ▶広告宣伝費（看板制作、開業案内等）
> ▶通信費
> ▶交通費
> ▶事務用品費
> ▶支払利息
> ▶医療スタッフの給料
> ▶保険料、電気、ガス、水道料
> ▶内覧会費用
> ▶地域医師会入会金費用

　なお、これらの費用の内、開業時までに支払済みまたは支払が確定しているものは、会計上、開設費として処理し、当該年度の一括償却あるいは事業開始後5年以内の各決算期において、均等額以上の償却をすることができます。

　運転資金としては、通常、開業後3～6カ月間の医業費用及び生活費を用意しておく必要があります。なぜなら、開業当初は十分な患者数が見込めず、収入が少ないのが普通であり、しかも医療機関の場合、診療報酬は支払基金から振り込まれるため、収入が手元に入るのは診療月の2カ月後になるからです。

　ところが、人件費や水道光熱費などは毎月きちんと払わなければなりません。さらに、開業時が4月・9月といった場合などは、賞与も含めて用意しておく必要があります。

3-3　予測損益計画の作成

次に、予測損益計画を立ててみましょう。
損益計画は、診療所経営を維持、発展させていくために、医業収入がどれくらい必要であるか、あるいはその医業収入を確保するのに医業費用はいくらかかるかを見積もり、最終的にどれくらいの医業利益を確保するかを計画したものです。仮に、最終的な医業利益が、経営を維持・発展させるためには不十分であると判断されれば、医業収入や医業費用の内容の見直しや施策の変更が必要となってきます。

なお、これから作成する予測損益計画は、以下の手順により作成するとよいでしょう。

---

1. 医業収入の予測…………1カ月の標準的な収入額
2. 医業費用の予測…………1カ月の標準的な費用額
3. 予測損益計算書の作成
   ▶初年度　開業直後からの収入の伸びを考慮して、各月の損益を試算する
   ▶5カ年　2年目以降の収入の伸びを考慮し、各年の損益を試算する

ところで、いざ損益計画を作成しようとなると、不確定な要素が相当出てきます。それらの要素については、仮に数値を設定して先に進むようにしてください。また、中央社会保険医療協議会（中医協）などが出している収支モデルなども参考にし、損益計画を一通り作成してみるとよいでしょう。そうすることによって、損益計画を作成するために、何を明らかにしなければならないかが分かってくるはずです。

（1）医業収入の予測

　損益計画を立てるために、まず、最初に実施しなければならないことは、予測来院患者数から医業収入をいくら上げられるかを予測することです。その際、先に検討した開業規模や経営方針を考慮して予測するようにしてください。

　また、予測する収入額は、患者さんが順調に来院したとして見込まれる1カ月間の収入金額です。これを標準的なモデルとし、開業後の患者数の伸び率を考慮し、各月別に展開した損益計画を作成することになります。

　なお、1カ月の医業収入の予測は、以下の算式により行います。

> 1カ月の医業収入
> ＝1日当たり見込み患者数×1患者1日当たり診療単価×診療日数

- 1日当たり見込み患者数
  - 推定される診療圏の住民人口に受療率を乗じたものを基礎に、競合診療所を考慮して算定する。
    ※受療率については次ページを参照。
    ※算定方法は「第4章 立地選定と診療圏調査」〈診療圏調査の進め方〉を参考にしてください。
- 診療日数
  - 開業地域で開院している競合診療所の診療状況を調査し、仮設定してください。
- 自由診療患者比率
  ＝自費患者数÷患者数
- 保険診療単価
  - 1患者1日当たり診療単価
- 自由診療単価
- 診療報酬収入
  ＝｛(保険診療患者数×保険診療単価)＋(自由診療患者数×自由診療単価)｝×診療日数
- 医業収入
  - 診療報酬収入に診療報酬収入以外の収入（その他の収入）をプラスしたもの。
  - その他の収入を仮に医業収入の0.6％とした場合、医業収入は以下の算式で求められる。

$$= 診療報酬収入 \times \frac{1}{(100\% - 0.6\%)}$$

■ 受療率資料

都道府県（患者住所地）別にみた受療率（人口10万対）

	入院	外来		入院	外来
全　国	1,038	5,696	三　重	953	6,539
北海道	1,448	5,028	滋　賀	870	5,071
青　森	1,103	5,798	京　都	1,095	4,980
岩　手	1,135	5,492	大　阪	1,000	5,966
宮　城	900	5,656	兵　庫	967	6,015
秋　田	1,267	5,396	奈　良	976	5,367
山　形	1,110	6,287	和歌山	1,129	6,570
福　島	1,065	5,449	鳥　取	1,249	5,916
茨　城	864	5,306	島　根	1,397	6,013
栃　木	901	5,396	岡　山	1,176	5,588
群　馬	980	5,404	広　島	1,210	6,215
埼　玉	723	4,974	山　口	1,745	6,502
千　葉	745	4,901	徳　島	1,705	6,256
東　京	759	5,676	香　川	1,310	6,509
神奈川	683	5,748	愛　媛	1,413	6,521
新　潟	1,051	5,634	高　知	2,215	6,036
富　山	1,368	4,965	福　岡	1,461	5,895
石　川	1,310	4,921	佐　賀	1,622	6,850
福　井	1,208	5,165	長　崎	1,812	6,525
山　梨	993	5,426	熊　本	1,782	6,550
長　野	970	5,122	大　分	1,627	5,619
岐　阜	821	6,018	宮　崎	1,497	5,908
静　岡	836	5,177	鹿児島	1,885	6,440
愛　知	753	5,597	沖　縄	1,201	4,317

受療率とは、推計患者数を人口10万対であらわした数を指す。受療率（人口10万対）＝推計患者数／推計人口×100,000。
注：1）都道府県別受療率は、患者の住所地別に算出したものである。　　（資料出所：厚生労働省「平成26年患者調査」）

設定項目	基礎数値
①　見込み患者数／日	３０人
②　平均診療日数／月	２４日
③　自由診療患者比率 　　（自費患者数÷患者数）	０．５％ 保険診療　２９．８５人 自由診療　　０．１５人
④　保険診療単価	５，０００円
⑤　自由診療単価	１００，０００円
⑥　診療報酬収入／月	３，９４２，０００円
⑦　医業収入／月 　　（⑦＝⑥÷99.4％）	３，９６５，７９５円

⑥診療報酬収入　＝　$\begin{bmatrix} ④保険診療患者数×保険診療単価 \\ +⑤自由診療患者数×自由診療単価 \end{bmatrix}$　×②月間診療日数

（２）医業費用の予測

医業費用としては、給与費、医薬品費、材料費、委託費、減価償却費、その他の費用があります。これらについては、厚生労働省の統計資料の数値を目安に見積もるとよいでしょう。

【参考資料】 平成27年度医療経済実態調査　一般診療所（個人開設）における１施設あたり損益状況（前年度・前々年度比較）

		全体				
		金額		構成比率		金額の伸び率
		前々年(度)	前年(度)	前々年(度)	前年(度)	
		千円	千円	％	％	％
Ⅰ	医業収益	90,908	90,951	99.7	99.7	0.0
	１．入院診療収益	2,244	2,254	2.5	2.5	0.4
	保険診療収益	1,107	1,088	1.2	1.2	-1.7
	公害等診療収益	1	3	0.0	0.0	200.0
	その他の診療収益	1,136	1,162	1.2	1.3	2.3
	２．外来診療収益	85,711	85,778	94.0	94.1	0.1
	保険診療収益	78,611	78,558	86.3	86.1	-0.1
	公害等診療収益	849	896	0.9	1.0	5.5
	その他の診療収益	6,251	6,325	6.9	6.9	1.2
	３．その他の医業収益	2,952	2,920	3.2	3.2	-1.1
Ⅱ	介護収益	233	251	0.3	0.3	7.7
	１．施設サービス収益	84	86	0.1	0.1	2.4
	２．居宅サービス収益	126	137	0.1	0.2	8.7
	（再掲）短期入所療養介護分	8	9	0.0	0.0	12.5
	３．その他の介護収益	22	28	0.0	0.0	27.3
Ⅲ	医業・介護費用	64,000	64,450	70.2	70.7	0.7
	１．給与費	23,885	24,137	26.2	26.5	1.1
	２．医薬品費	16,521	16,443	18.1	18.0	-0.5
	３．材料費	2,071	2,150	2.3	2.4	3.8
	４．委託費	2,838	2,936	3.1	3.2	3.5
	５．減価償却費	3,707	3,659	4.1	4.0	-1.3
	（再掲）建物減価償却費	956	943	1.0	1.0	-1.4
	（再掲）医療機器減価償却費	1,165	1,153	1.3	1.3	-1.0
	６．その他の医業・介護費用	14,978	15,125	16.4	16.6	1.0
	（再掲）設備機器賃借料	1,129	1,089	1.2	1.2	-3.5
	（再掲）医療機器賃借料	869	829	1.0	0.9	-4.6
Ⅳ	損益差額（Ⅰ＋Ⅱ－Ⅲ）	27,140	26,752	29.8	29.3	－
Ⅴ	税金	－	－	－	－	－
Ⅵ	税引後の総損益差額（Ⅳ－Ⅴ）	－	－	－	－	－
	施設数		813	－	－	－

（資料出所：厚生労働省「第20回医療経済実態調査」）

● 給与費
- 医療スタッフ数×給与（月）
  ＊医療スタッフについては、医師、看護師、受付・事務に分けて算定してください。

【参考資料】平成27年度医療経済実態調査　一般診療所（個人開設）における職種別常勤職員1人平均給料年（度）額等

	前々年(度)			前年(度)			金額の伸び率
	平均給料年(度)額(①)	賞与(②)	①+②	平均給料年(度)額(①)	賞与(②)	①+②	
院長	−	−	−	−	−	−	−
医師	10,472,892	1,520,139	11,993,030	10,440,920	1,490,444	11,931,365	△ 0.5
歯科医師	−	−	−	−	−	−	−
薬剤師	5,046,639	1,133,282	6,179,922	4,933,297	1,172,081	6,105,378	△ 1.2
看護職員	2,720,202	555,527	3,275,728	2,760,367	563,685	3,324,052	1.5
看護補助職員	1,814,928	266,100	2,081,029	1,899,434	286,341	2,185,775	5.0
医療技術員	3,261,958	591,460	3,853,418	3,347,175	614,939	3,962,113	2.8
事務職員	2,400,588	471,576	2,872,164	2,426,584	478,545	2,905,129	1.1
技能労務員・労務員	2,017,498	334,793	2,352,291	2,050,705	364,759	2,415,463	2.7
その他職員	2,198,240	358,809	2,557,050	2,264,076	366,028	2,630,105	2.9
役員	−	−	−	−	−	−	−

（資料出所：厚生労働省「第20回医療経済実態調査」）

●減価償却費
- 初期投資計画で検討した金額をベースに償却方法を設定し算定してください。
  * 償却方法としては、毎年一定額償却する定額法と毎年一定率を償却する定率法があります。
  開業当初に大幅な償却をする場合は、定率法を採用するとよいでしょう。

●医薬品費、材料費他
- 中医協の収支モデルなどを参照し、医業収入100対費用比率から算出するとよいでしょう。

以上の算定数値は、後掲の「予測収支算定表」に記入し、整理するようにしてください。

〈予測収支算定表シート（1）〉

Ⅰ．医業収入

設定項目	基礎数値	
①見込み患者数／日		人
②平均診療日数／月		日
③自由診療患者比率 （自費患者数÷患者数）	保険診療　　人 自由診療　　人	％
④保険診療単価		円
⑤自由診療単価		円
⑥診療報酬収入／月		円
⑦医業収入／月 （⑦＝⑥÷99.4％）		円

Ⅱ．医業費用

職種別人件費

職　種	①要員計画	②月給／人	③月額 ②×①	④賞与	⑤年額 ③×12＋①×②×④
医　師	人	万円	万円	カ月	万円
看護師	人	万円	万円	カ月	万円
事　務	人	万円	万円	カ月	万円
合　計	－	万円	万円	－	万円

減価償却費

資産の種類	取得価格	耐用年数	償却法	償却額／月	償却額／年
①建物設備	万円	年	定額・定率 率（　）	万円	万円
②医療機器	万円	年	定額・定率 率（　）	万円	万円
③什器・備品	万円	年	定額・定率 率（　）	万円	万円
④保証金	万円	年	定額・定率 率（　）	万円	万円
⑤開設費	万円	年	定額・定率 率（　）	万円	万円
合　計	万円			万円	万円

その他の費用

費用項目	収入対比率	金額（月額）	金額（年額）
医薬品費	％	万円	万円
材料費	％	万円	万円
委託費	％	万円	万円
その他の医業・介護費	％	万円	万円
合　　計	％	万円	万円

〈予測収支算定表シート（2）〉

基礎数値		備　考
目標患者数／日	人	
保険診療単価	円	
	円	
	％	
診療日数／月	日	
Ⅰ　医業収入		
保険診療収入		
その他の医療		
Ⅱ　医業費用		
給与費		
医薬品費		
材料費		
委託費		
減価償却費		
その他の医業・介護費用		
Ⅲ　収支差額		

（3）予測損益計画の作成

　医業収支予測ができれば、次に、初年度と5カ年の予測損益計画を作成することになりますが、そのためにまず、損益計画の試算条件を設定しなければなりません。

　特に、その試算条件の設定においては、患者数がどのように伸びていくか、先に予測した標準的な医業収入が確保できるのはいつ頃になるかなどを十分考慮していただくことがポイントになります。また、開業予定地が設定された段階では、地域環境、医療行政、他医療機関の将来の動向もできるだけ加味し、厳しい予測のもとに設定することが重要です。

【試算条件の設定例】

設定項目	条　件
Ⅰ　医業収入	
患者数の伸び	開業後半年間は、月間見込み患者数の6分の1ずつ増加するものとする。見込み患者数に達してからは横ばい
診療単価の伸び	診療報酬はマイナス改定、更に今後の報酬改定でも減少傾向が続くものと思われるのでアップ率は算定しない
Ⅱ　医業費用	
人件費の伸び	毎年1～3％アップ
医薬品費	医業収入に比例する
医療材料	医業収入に比例する
委託費	医業収入に比例する
減価償却費	5年間は設備投資はなし。開業時の減価償却資産のみとする
その他の費用	毎年1～5％アップ

【初年度損益計画】

　予測損益計画は、初年度のものと、5カ年を想定したものを作成するようにしてください。

　初年度は、患者さんが一挙に増えるわけではありませんから、収入の方も、最初は、それほど上がってきません。一方、経費については固定的にかかりますので、当面は赤字経営を余儀なくされます。

　したがって、初年度の収入については、

> 開業後3カ月目、半年後、1年後に、それぞれどれくらいの患者数を確保できるか

を考えて見積もるとよいでしょう。

　また、費用については、

> 変動費………診療件数ないしは収入に比例して増大する費用
> 　　　　　→　医薬品費、材料費、委託費など
> 固定費………収入に関係なく発生する費用
> 　　　　　→　人件費、賃借料、減価償却費など

に分けて見積もる必要があります。

　すなわち、変動費に属するものは、各月の医業収入に一定比率を乗じて算定し、固定費に属するものは、毎月一定額を計上することになります。

　利益は、収益－費用で求められますが、開業後何カ月目に単月ベースで黒字になるかをチェックしておく必要があります。

【5カ年損益計画】

　5カ年の損益計画は、初年度の最終月の数をベースとし、毎年収益をどれくらい伸ばすかを考えて作成します。その際、患者数、自由診療比率、保険診療単価、自由診療単価などの伸びを十分考慮し設定するようにしてください。

〈予測損益計算書（初年度）事例〉

単位：千円

	年間	1月	2月	3月	4月	5月	6月	7月	8月	9月	10月	11月	12月
患者数／日（人）	年間6,450人	0	0	15	20	25	30	30	30	30	30	30	30
診療日数	239日	0	0	25	23	23	25	25	26	22	25	23	22
月間患者数		0	0	375	460	575	750	750	780	660	750	690	660
医業収入（合計）	34,884	0	0	1,875	2,300	3,149	4,106	4,106	4,271	3,614	4,088	3,761	3,614
1 保険診療収入	32,076	0	0	1,875	2,300	2,861	3,731	3,731	3,881	3,284	3,713	3,416	3,284
2 自由診療収入	2,808	0	0	0	0	288	375	375	390	330	375	345	330
3 その他医業収入	0	0	0	0	0	0	0	0	0	0	0	0	0
医業費用（合計）	33,268	870	1,750	2,608	2,679	2,822	2,982	3,562	3,011	2,900	3,042	2,982	4,060
4 医薬品費	497	0	0	26	32	44	57	57	60	51	62	57	51
5 材料費	2,385	0	0	126	154	211	275	275	286	242	299	275	242
6 委託費	3,096	0	0	163	200	274	357	357	372	314	388	357	314
7 給与費	8,700	580	580	580	580	580	580	1,160	580	580	580	580	1,740
8 福利厚生費	680	0	0	68	68	68	68	68	68	68	68	68	68
9 水道光熱費	680	0	0	68	68	68	68	68	68	68	68	68	68
10 地代・家賃費	3,480	290	290	290	290	290	290	290	290	290	290	290	290
11 広告宣伝費	800	0	500	30	30	30	30	30	30	30	30	30	30
12 消耗品費	1,000	0	0	100	100	100	100	100	100	100	100	100	100
13 その他経費	4,180	0	380	380	380	380	380	380	380	380	380	380	380
14 減価償却費	7,770	0	0	777	777	777	777	777	777	777	777	777	777
医業利益	1,616	-870	-1,750	-733	-379	327	1,124	544	1,260	714	1,046	779	-446
医業外利益（合計）	0	0	0	0	0	0	0	0	0	0	0	0	0
受取利息	0	0	0	0	0	0	0	0	0	0	0	0	0
その他医業外収益	0	0	0	0	0	0	0	0	0	0	0	0	0
医業外費用（合計）	2,063	172	172	172	172	172	172	172	172	172	172	172	172
支払利息	2,063	172	172	172	172	172	172	172	172	172	172	172	172
その他医業外費用	0	0	0	0	0	0	0	0	0	0	0	0	0
経常利益	-447	-1,042	-1,922	-905	-551	155	952	372	1,088	542	874	607	-618
可処分資金（前月繰越＋減価償却費）		7,000（運転資金）	5,229	3,355	2,498	1,995	2,198	3,198	3,618	4,754	5,344	6,266	6,921
借入金返済	2,750	229	229	229	229	229	229	229	229	229	229	229	229
生活資金	6,000	500	500	500	500	500	500	500	500	500	500	500	500
次月繰越	5,574	5,229	2,578	1,721	1,218	1,421	2,421	2,841	3,977	4,567	5,489	6,144	5,574

※生活資金には、所得税、住民税、国民年金、健康保険等を含むものとする。

〈予測損益計画書(初年度)シート〉

〈予測損益計算書(初年度)シート〉

単位:千円

		1月	2月	3月	4月	5月	6月	7月	8月	9月	10月	11月	12月
患者数/日(人)	年間 人												
診療日数	年間 日												
月間患者数													
医業収入(合計)													
	1 保険診療収入												
	2 自由診療収入												
	3 その他医業収入												
医業費用(合計)													
	4 医薬品費												
	5 材料費												
	6 委託費												
	7 給与費												
	8 福利厚生費												
	9 水道光熱費												
	10 地代・家賃費												
	11 広告宣伝費												
	12 消耗品費												
	13 その他経費												
	14 減価償却費												
医業利益													
医業外利益(合計)													
	受取利息												
	その他医業外収益												
医業外費用(合計)													
	支払利息												
	その他医業外費用												
経常利益													
可処分資金 (前月繰越+減価償却費)													
借入金返済													
生活資金													
次月繰越													

※生活資金には、所得税、住民税、国民年金、健康保険等を含むものとする。

〈予測損益計算書（5カ年）事例〉

予測損益計算書事例（年度別）

単位：千円

	1年目	2年目	3年目	4年目	5年目
患者数(人)	6,450	10,080	10,080	11,520	12,960
医業収入（合計）	34,884	56,208	60,336	68,952	83,880
1 保険診療収入	32,076	50,112	49,896	57,024	63,828
2 自由診療収入	2,808	5,760	10,080	11,520	19,440
3 その他医業収入	0	336	360	408	612
医業費用（合計）	33,268	41,841	43,906	46,056	52,054
4 医薬品費	497	792	840	960	1,176
5 材料費	2,385	3,768	4,044	4,620	5,616
6 委託費	3,096	4,896	5,244	5,398	7,284
7 給与費	8,700	9,135	9,600	10,080	10,590
8 福利厚生費	680	728	779	834	892
9 水道光熱費	680	714	750	788	827
10 地代・家賃費	3,480	3,480	3,654	3,654	3,837
11 広告宣伝費	800	480	600	600	600
12 消耗品費	1,000	1,050	1,103	1,158	1,216
13 その他経費	4,180	8,950	10,740	12,276	14,904
14 減価償却費	7,770	7,848	6,552	5,688	5,112
医業利益	1,616	14,367	16,430	22,896	31,826
医業外利益（合計）	0	0	0	0	0
受取利息	0	0	0	0	0
その他医業外収益	0	0	0	0	0
医業外費用（合計）	2,063	2,063	2,063	2,063	2,063
支払利息	2,063	2,063	2,063	2,063	2,063
その他医業外費用	0	0	0	0	0
経常利益	−447	12,304	14,367	20,833	29,763
可処分資金（前年繰越＋減価償却費）	7,000				
借入金返済	2,748	2,750	2,750	2,750	2,750
生活資金	6,000	8,000	8,400	8,800	9,240
次年繰越	5,574				

※生活資金には、所得税、住民税、国民年金、健康保険等を含むものとする。

〈予測損益計画書（5カ年）シート〉

予測損益計算書シート（年度別）

単位：千円

	1年目	2年目	3年目	4年目	5年目
患者数(人)					
医業収入（合計）					
1 保険診療収入					
2 自由診療収入					
3 その他医業収入					
医業費用（合計）					
4 医薬品費					
5 材料費					
6 委託費					
7 給与費					
8 福利厚生費					
9 水道光熱費					
10 地代・家賃費					
11 広告宣伝費					
12 消耗品費					
13 その他経費					
14 減価償却費					
医業利益					
医業外利益（合計）					
受取利息					
その他医業外収益					
医業外費用（合計）					
支払利息					
その他医業外費用					
経常利益					
可処分資金					
（前年繰越＋減価償却費）					
借入金返済					
生活資金					
次年繰越					

※生活資金には、所得税、住民税、国民年金、健康保険等を含むものとする。

3-4　資金計画の作成

　初期投資計画及び予測損益計画を立てることによって、診療所経営の概要がほぼ明らかになってきます。しかし、それらの計画も資金が確保されない限り実現できません。また、資金が確保できたとしても、それをきちんと返済していけるようにしなければ、経営を維持することはできません。
　したがって、初期投資計画や損益計画の他に、診療所経営を資金面から検討した資金計画を作成する必要性が出てきます。

　ところで、資金計画では、開業準備及び開業後の経営に必要な資金（資金の使途）を見積もり、その資金をどのようにして調達するか（資金の調達）を検討します。

　必要な資金としては、「初期投資金」「追加投資金」「借入返済金」「運転資金」などがあります。「初期投資金」については既に検討していますので、ここでは、それ以外の資金がどれだけ必要かを検討します。

　資金調達については、先に借入先、借入条件をよく検討し、いかに有利な条件で資金を調達するかがポイントになります。開業後の経営に大きく影響するからです。
　特に検討していただきたい点は、以下の諸点です。

```
金利が低い　　　　（収益面で圧迫しない）
返済期間が長い　　（1回当たりの返済金額が少なくなり、資金繰
　　　　　　　　　　りが楽になる）
据置期間が長い　　（開業直後の負担を軽減する。ただし、据置期
　　　　　　　　　　間が長くなれば、1回当たりの返済額が大き
　　　　　　　　　　くなる）
```

　なお、資金計画は、次ページの手順で作成します。
　開業後5年程度を想定して検討し、後掲の「資金運用計画書」に整理してください。

【資金計画の作成手順】

| 手順1 | ： | 必要資金の検討 |

1）初期投資金額……………初期投資計画を再検討し設定する
　　　　　　　　　　　　　＊運転資金は除く
2）追加投資金額……………開業後に購入する土地・設備投資額を見積もる
　　　　　　　　　　　　　＊医療費の5〜6カ月分を見積もる
3）運転資金…………………損益計画による利益額（損失額）を考慮し算定する
4）借入金返済額……………借入金返済額（元金）を見積もる
5）その他……………………開設費、予備費などを見積もる

| 手順2 | ： | 調達方法の検討 |

1）自己資金…………………自分が診療所経営に拠出できる金額を見積もる
2）親戚・知人からの借入…親戚や知人から借り入れることができる金額を見積もる
3）金融機関からの借入……金融機関から借り入れることができる金額を見積もる
4）税引き後利益……………黒字の場合は資金調達源泉になるが、赤字の場合は他の方法で穴埋めをしなければならない
5）減価償却費………………外部に資金が流出しない費用項目であるため、調達資金にプラスする
6）その他……………………上記以外の方法による資金調達
　　　　　　　　　　　　　（例）資産の売却など

| 手順3 | ： | 資金不足額の調達 |

資金調達の合計額から資金使途の合計額及び生活資金を差し引き、その残額がマイナスになるようであれば、資金使途、資金調達、生活資金のそれぞれの金額を見直し、残額がプラスになるように調達する。

〈資金運用計画書作成事例〉

作成日　　　　　　　　単位：千円

　　年～　　年資金運用計画書

項目		年度	1年目		2年目		3年目		4年目		5年目	
			金額	摘要	金額	摘要	金額	摘要	金額	摘要	金額	摘要
資金使途	1)	初期投資金額	124,000									
	2)	追加投資金額			3,000	OA機器等導入	2,000		2,000		2,000	
	3)	運転資金	10,000									
	4)	借入返済金	2,000	半年据置	8,000		8,000		8,000		8,000	
	5)	その他	5,000	開設費								
	A.使途合計		141,000		11,000		10,000		10,000		10,000	
資金調達	1)	自己資金	25,000									
	2)	親戚・知人からの借入	20,000									
	3)	金融機関からの借入	100,000	○○銀行								
	4)	税引き後利益	-2,000		12,000		13,000		14,000		15,000	
	5)	減価償却費	8,000	建物・機器等	8,000		8,000		8,000		8,000	
	6)	その他										
	B.調達合計		151,000		20,000		21,000		22,000		23,000	
C.差引（B-A）			10,000		9,000		11,000		12,000		13,000	
D.生活資金			7,000		7,500		7,800		8,000		8,400	
E.累計差引残（前年E+C-D）			3,000		4,500		7,700		11,700		16,300	

〈資金運用計画書〉

　　　年～　　　年資金運用計画書

作成日

単位：千円

年度		1年目		2年目		3年目		4年目		5年目	
項目		金額	摘要	金額	摘要	金額	摘要	金額	摘要	金額	摘要
資金使途	1）初期投資金額										
	2）追加投資金額										
	3）運転資金										
	4）借入返済金										
	5）その他										
	A.使途合計										
資金調達	1）自己資金										
	2）親戚・知人からの借入										
	3）金融機関からの借入										
	4）税引き後利益										
	5）減価償却費										
	6）その他										
	B.調達合計										
C.差引（B-A）											
D.生活資金											
E.累計差引残（前年E+C-D）											

3-5　開業スケジュール

　これまでの検討の中で、先生が目指そうとする診療所の全体像がほぼ明らかになってきたことと思います。いよいよ、これから、その診療所の開業に向けての具体的な活動に取り組んでいくことになります。

　なお、開業に向けて検討・実施すべき事項としては、以下の7項目が挙げられます。

```
                                              （解説章）
 1 ）開業予定地の選定 ……………………………第 4 章
 2 ）診療所設計・施工 ……………………………第 5 章
 3 ）医療サービス内容の検討 ……………………第 6 章
 4 ）患者吸引策の検討 ……………………………第 7 章
 5 ）人材の採用と活用 ……………………………第 8 章
 6 ）院内管理体制の整備 …………………………第 9 章
 7 ）新規開業の届け出・申請手続き……………第10章
```

　これらを、時系列に並べ、スケジュール化したのが次図です。これを一つの目安とし、「開業スケジュール」を立て、開業準備に取りかかってください。
　なお、これらの項目に関する詳細については、この後の章で解説していきます。

〈開業スケジュール〉

開業スケジュール検討事例

検討項目	8ヵ月以上前	8ヵ月～3ヵ月前	開業3ヵ月前	開業	開業後3ヵ月	4ヵ月以降
0. 基本プランの作成 ・目指すべき医院像 ・初期投資計画 ・予測損益計画 ・資金計画	土地購入 土地購入 土地購入	ビル賃貸 ビル賃貸 ビル賃貸	(修正計画) (修正計画)		(計画調整) (計画調整)	
1. 土地選定と診療圏調査 ・立地調査 ・診療圏調査	土地購入 土地購入	ビル賃貸 ビル賃貸				
2. 診療所設計・施工 ・設計・施工 (土地購入の場合) ・設計・施工 (ビル賃貸の場合)・納品 ・医療機器等の選定・納品 ・薬剤の決定・納品	土地購入	ビル賃貸	(発注) (納品) (納品)			
3. 医療サービス内容の検討 ・サービス内容の決定 ・サービスマニュアルの作成						
4. 患者吸引策の検討 ・開業広報活動 ・挨拶まわり ・内覧会						
5. 人材の採用と活用 ・スタッフ採用 ・教育マニュアル整備 ・教育の実施 ・人事諸制度の作成						
6. 院内管理体制の整備 ・管理システムの検討 ・管理用ツールの作成						
7. 新規開業の届け出・申請手続き ・届出・申請手続き ・税理士・社会保険労務士等の選定	土地購入	ビル賃貸				

第3章 開業基本プランの作成

・83・

〈開業スケジュール表〉

開業スケジュール検討シート

検討項目	8カ月以上前	8カ月〜3カ月前	開業3カ月前	開業	開業後3カ月	4カ月以降
0. 基本プランの作成 ・目指すべき医院像 ・初期投資計画 ・予測損益計画 ・資金計画						
1. 土地選定と診療圏調査 ・立地調査 ・診療圏調査						
2. 診療所設計・施工 ・設計・施工（土地購入の場合） ・設計・施工（ビル賃貸の場合） ・医療機器等の選定・納品 ・薬剤の決定・納品						
3. 医療サービス内容の検討 ・サービス内容の決定 ・サービスマニュアルの作成						
4. 患者吸引策の検討 ・開業広報活動 ・挨拶まわり ・内覧会						
5. 人材の採用と活用 ・スタッフ採用 ・教育マニュアル整備 ・教育の実施 ・人事諸制度の作成						
6. 院内管理体制の整備 ・管理システムの検討 ・管理用ツールの作成						
7. 新規開業の届け出・申請手続き ・届出・申請手続き ・税理士・社会保険労務士等の選定						

第4章

立地選定と診療圏調査

第4章 立地選定と診療圏調査

　開業に成功する上で、最も大切なポイントの一つは、好ましい立地を確保することであることについては既に述べた通りです。以下では、具体的な事例を通して、開業予定地の立地調査と診療圏調査の進め方について解説致します。

4－1　立地選定の進め方

（1）開業好適地の探索

　立地選定に当たって、まず実施しなければならないことは、およそどの地域で開業したいかを決め、その範囲で開業好適地を絞り込むことです。
　その際に、特に留意していただきたいのは、次の4項目です。

> a．人口の推移と構成
> b．地域特性の把握
> c．地域の将来性の分析
> d．診療所の分布状況

a．人口の推移と構成

　立地好適地を判定する上で、その基礎になるのが「人口」です。
　特に、調べていただく必要があるのは以下の諸点です。

> ●総人口…十分な市場（患者数）があるか
> 　総人口の多さは、十分な患者さんが確保できる地域であるかどうかを判定するための重要な要素となります。
> 　ただし、人口が多い地域は、既に多くの競合診療所が存在していると予想されますので、その診療所数も考慮して市場の規模を見極めることが大切です。

●人口構成・・・若い年齢層が多いか老年が多いか

人口構成は、その地域の年齢的な特性を示します。
これにより、自分が目指そうとする年齢ターゲットに合うかどうかを判定します。

●人口の流出入・・・発展している地域か、衰退している地域か

現在の地域の発展状況を判定する要素です。
ただし、将来的に発展する地域であるかもしれませんので、都市開発計画も見て将来性を判定することが大切です。

●昼間人口と夜間人口・・・昼間型地域か夜間型地域か

地域の特性を判定する要素です。
その比較によって、以下のことが推定できます。

【夜間人口に比べ昼間人口が多い場合】

その地域で就業、就学している人口が多いことを意味し、昼間人口が多いほどビジネス街、商業密集地、あるいは学生街としての特徴を持っています。

【昼間人口に比べ夜間人口が多い場合】

ベッドタウンと判断することができ、昼間の人口は主婦や子供、あるいは老人を中心に構成される地域であると推定できます。

【昼間人口と夜間人口がほぼ同じという場合】

その地域に大きな企業や工場、さらには学校などがあり、地域住民は地元企業に勤める人達が中心であると推定できます。

なお、以下のデータは、次のような方法で収集するとよいでしょう。

〈データと入手方法〉

▶町丁別昼間人口・学生数………区・市役所の統計書（区・市役所の統計課）
▶昼間人口・夜間人口……………同上
▶町丁別人口の年次推移…………同上

b．地域特性の把握

　好適地の探索に当たって、次に調査していただきたいことは、その立地が、住宅地域の中にあるのか、商業地域なのか、ビジネス街なのか、さらには、どういう企業や商店があり、どういう人達が行き来するのかといった、その地域全体の基本的な特性です。

　例えば、同じ住宅地域でも、旧住宅地域といわれる地域では高齢者の夫婦二人暮らしというケースが多く、老人医療のニーズが高いのに対し、比較的若い世代が中心の住宅地域では、主婦や小児を対象とした診療のニーズが高いと判断できます。

　また、同じビジネス街でも中小企業が集まった地域では、保険診療の医療ニーズが中心になるものと想定できます。

　一方、大都市の超高層ビル・オフィス街では、エリート・ビジネスマンや大企業の重役なども多く、自由診療による質の高い医療ニーズが見込めます。

　このように、その地域の特性をあらかじめ分析・把握し、自分が目指そうとする診療所を開設するのにふさわしいかどうかを検討してみる必要があります。

具体的には、次のようなデータを入手し検討してみるとよいでしょう。

```
〈データと入手方法〉

▶当該地域の地理………白地図（2万5,000分の1）
▶市街地の状況…………市街地地図
▶商業圏域………………住宅街地図
▶通行量調査（人）……商店街診断報告書（地方自治体、商工
                     会議所）
                     商店街一斉通行量調査（同上）
```

c．地域の将来性の分析

　立地は、常に変化していくものであり、地域の将来的な動向を把握しておくことも必要になります。例えば、新興のニュータウンの住居者は30代前半から40代後半の家族が中心になりますが、こうした地域では、当面子供の医療ニーズがあるものと見込まれます。しかし、仮にこの地域の人口流出入が少ない場合、10年も経過すれば子供は成長し子供のニーズは激減することが予測されます。

　また、駅前の人通りの多い場所に開業したとしても、反対側の駅前が再開発され、その後背地に住宅団地が開発されたりすると、人の流れは反対側の駅前に移ってしまいます。

　したがって、現在の立地条件と共に、その地域がこれからどのように変化していくのかといった将来予測をしておくことも重要になります。

なお、こうした内容の調査では、次のようなデータを集めるとよいでしょう。

〈データと入手方法〉

▶都市計画の状況……インターネット上での都市計画情報提供サービス（区・市役所の都市計画課）
▶都市開発の状況……駅前（再）開発地図（区・市役所の都市開発担当部署、再開発事務所等）
区画整理計画図（区・市役所の区画整理担当部署）

d．診療所の分布状況

　好適地かどうか判断するためには、以上の他にも、その地域の診療所の分布状況・競合関係などについて、可能な限りデータを収集しておくことが重要です。

　また、できるだけ、どこに、どんな診療所があるか、自分の足を運んで確かめるようにしてください。

　なお、データは、次のような方法で入手するとよいでしょう。

〈データと入手方法〉

▶競合診療所数………………区・市役所の統計書
▶競合診療所分布地図………ドクターズマップ
　　　　　　　　　　　　　※電話帳等で所在地を確かめ白地図にプロットするのもよい

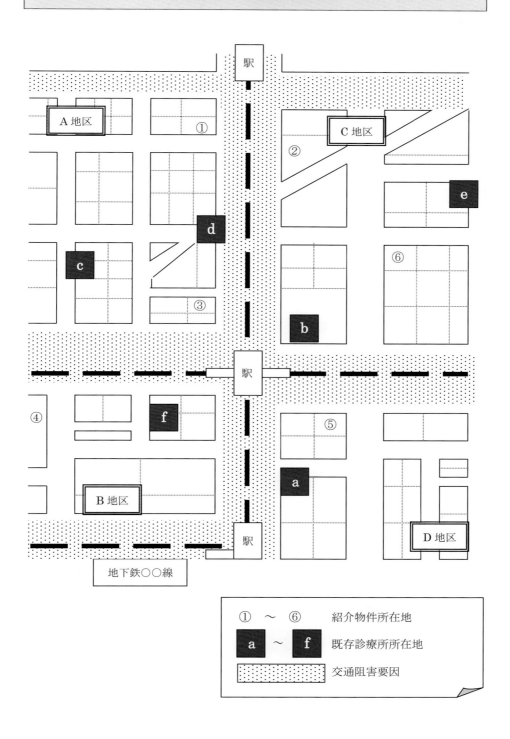

参考資料：人口データ表

平成28年1月1日現在

年齢	ふじみ野市大井		
	総数(人) 構成比	男(人) 構成比	女(人) 構成比
0歳～4歳	95	45	50
	2.5%	2.4%	2.6%
5歳～14歳	325	171	154
	8.5%	9.1%	8.0%
15歳～24歳	588	296	292
	15.5%	15.7%	15.3%
25歳～39歳	482	237	245
	12.7%	12.6%	12.8%
40歳～59歳	1,319	674	645
	34.7%	35.7%	33.7%
60歳～	993	465	528
	26.1%	24.6%	27.6%
合　計	3,802	1,888	1,914

注1）他の地区についての町丁別年齢別人口統計表は省略しました。
注2）大井1・2丁目は含んでいません。

（2）好立地物件の探索

　開業好適地が決まれば、次に物件の探索に入ります。その際、特に大切なことは基本プランで検討した開業規模、初期投資計画、損益計画、資金計画を十分念頭に置き、どのような物件を探すか、その概要を決めておく必要があります。

　具体的には、以下の項目が挙げられます。

> ▶開業形態…………ビルのテナント、住居兼用、独立戸建て
> ▶広さ………………敷地面積、診療スペース
> ▶予算………………賃借の場合：保証金、敷金、賃借料
> 　　　　　　　　　　新築の場合：購入資金、購入条件

　上の条件を前提として、物件情報をこまめに集め、候補物件を選定します。実際には、以下のように進めるとよいでしょう。

1）不動産業者からの物件情報の収集
▶不動産業者を数件訪問し、物件情報を送ってくれるよう依頼する
▶収集した物件を地図上にプロットする

2）好立地物件のリストアップ
▶1）で得た情報を基に、物件のリストを作成する
▶以下のチェックポイントにより各物件を評価する

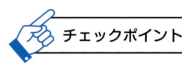
チェックポイント

- □ 近くに人が集まる施設があるか（ついでに行ける）
  →商店、学校、事務所、駅、バス停など
- □ 生活道路に面しているか（自転車、車で移動しやすい）
- □ 分かりやすく覚えやすい場所か（混み入った場所は行きにくい）
- □ 大きい道路や線路で人の移動が妨げられることはないか（診療圏の遮

断）
- ☐ 駐車スペースが確保できるか（車で来院する患者さんへの配慮）
- ☐ 1～2km以内に診療所が多く存在しないか（競合が少ないこと）

（3）物件の現地調査

　ビル内の診療所の場合、同じような立地条件でも入居するビルによって患者吸引に大きな差異が生じます。また、地図上での印象と現地へ行ってみた場合の印象とでは、相当開きがある場合があります。必ず現地に行き、以下の諸点をチェックするようにしてください。

チェックポイント

- ☐ 物件の位置　　　　・目立つ場所か
- ☐ 人の流れ　　　　　・人通りが多いか
- ☐ 道路の幅　　　　　・人、自転車、車などが通りやすいか
- ☐ 周辺の施設　　　　・人が多く集まっているか
- ☐ 周辺の競合診療所　・流行っているか

〈テナントの場合〉
- ☐ ビルの外観　　　　・外観がきれいで、明るい感じがするか
　　　　　　　　　　　・入口が広く、入りやすい感じがするか
- ☐ 間取り　　　　　　・広さは十分か
　　　　　　　　　　　・使いやすい間取りになっているか
- ☐ 他のテナント　　　・いかがわしいテナントが入っていないか

4-2　開業予定地における診療圏調査

　物件を最終的に決定するに当たって、ぜひ実施していただきたいことは診療圏調査です。

この調査は、

> 開業候補地域の医療ニーズの大きさと将来性を確認し、
> 他の診療所との競合状況を予測し、
> 経営的に成り立つかどうかを検討した上で、
> 物件を確保するかどうかを最終判断すること

を目的として実施します。

さらに、その調査結果は、

> 競合診療所との差別化を図り、患者さんを吸引していくための具体的な施策を検討する上での基礎データ

ともなります。

特に、診療所経営は、他のサービス業と同様、立地に大きく左右されます。立地選定を誤ったばかりに、後で大変な苦労を強いられないように、できるだけ綿密に調査することが肝要です。

ところで、これまで診療圏という言葉を何度か使ってきましたが、具体的にはどのようなものなのか、少し整理しておきましょう。

まず、「診療圏」という言葉の定義ですが、一般的には、「患者さんが来院する地理的範囲」と言われています。また、通常、以下のように第一次診療圏から第三次診療圏を設定します。

> 診療所を中心として
> ●第一次診療圏……半径500m以内（徒歩で10分以内）
> ●第二次診療圏……半径500m～1km（交通機関で20分以内）
> ●第三次診療圏……半径1km～2km（距離、時間に関係なく特別な事情による来院）

診療所の場合、第一次と第二次の診療圏が中心となり、それぞれの診療圏の患者数は、一般に以下のようになると言われています。

> ●第一次診療圏……………………………来院患者の60%
> ●第二次診療圏……………………………来院患者の20%

　ただし、住宅地やオフィス街のビル・クリニックなどでは、第一次、第二次で100%を占めると言われています。
　また、診療圏の中を大きな川や道路、鉄道などが走っており、人の流れが途絶えるような地理的条件では、患者さんの流れが遮断されるため、第一次診療圏人口が多くても、来院する率は低くなりますので留意する必要があります。地図で必ず確認し、診療圏をできるだけ厳密に設定するようにしてください。

　一方、地方都市の駅前ビル・クリニックや幹線道路沿いの診療所、農村地区などでは、第二次、第三次からの来院患者の割合も高くなり、さらに、それを越える地域からの患者さんも見込めます。多少広げて診療圏を設定するとよいでしょう。

　なお、診療圏調査＝マーケティング・リサーチについては、以下（次ページ）のように行います。
　先に解説した、立地調査における調査内容と重複するところがありますが、この診療圏調査では、立地調査で開業予定地として挙げられた場所を中心に、診療圏を厳密に設定し、調査もより詳細に行います。

　簡易な診療圏調査は、自分でもできますが、今後の診療所の経営を左右するものでもありますので、できるだけ専門機関に依頼するようにしてください。
　ただ、専門機関に依頼した場合でも、診療圏調査には1カ月〜2カ月間かかりますので、その間、手付けを打つなどして物件を確保しておく必要があります。

4-3　マーケティング・リサーチ

　かつて「マーケティング・リサーチ」という経営手法は、医療界にとっては、「診療圏調査」という形で紹介されました。

　前項でご説明しましたが、これは「地域住民の人口、地域の受療率、競合医療機関の有無等の状況などから、その地に開業した場合にどの程度の来院患者数を見込むことができるのかを予測する」というもので、開業時にこの調査分析法を用いた開業医も少なくないはずです。

　また、病院の場合は、これに外来患者転床率と平均在院日数の関係を加えて、病床数の適正規模を導き出していたところもありました。

　しかし、この「診療圏分析」の手法というものは、「供給が需要を生む」という考え方、その当然の帰結としての医療費の増大というものを前提にしたものであり、「患者の選択」という要素を無視した、供給側の一方的な思い入れによって成り立つものであるのではないかと考えることもできます。

　医療供給が不足していた時代、あるいは地域においてはこの考え方は成立したのかもしれませんが、医療供給が過剰になった時代、地域においてはこのような単純な考え方は成り立たないように思われます。

　やはり医療供給が過剰になった時代には、それに

> 見合ったマーケティング・リサーチの考え方、手法、技術が必要なのであり、医療の「質」に対応したリサーチ法、リサーチ技術が必要なのではないか

と思われます。

　例えば、診療ガイドラインの整備等によって医療の標準化が進み、かつ時間当たり報酬の考え方が導入されて、しかも保険診療の範囲が相対的に縮小し、特定療養費制度の拡大、あるいは自由診療、混合医療が導入されるようになってくると、通常の保険診療によって得られる収入というものは一定の範囲内に集約していくことになります。

　そうなると、設備等に投資できる金額も、人件費も、あるいは院長の所得そのものも制限されることになり、自由開業医制度のもとでの医療の多様性とい

うメリットが損なわれることになります。

　したがって、現実の開業医の行動としては、否応なく通常の保険診療以外の医療を行わざるを得なくなると考えられます。

　言い方を変えれば、保険診療外の部分での競合が行われることになるわけです。

　そして、そのような環境下にあっては、どのような医療技術をどの程度の価格で提供すれば、患者さんに受け入れてもらえるのか、といった医療の質に関連した患者情報を入手するためのリサーチ術が重要になってきます。

　また、医療広告規制が撤廃されていく流れの中で、どのような形のＰＲがより集患効果があるのかといったリサーチなども重要になってくるものと思われます。

　つまり、これまでの医療経営というのは、いわば院長の医療理念や持てる技術を中心にそれらを発信すれば患者さんは集まる、収入は得られるということを前提として組み立てられ、院内での問題を改善、解決していくという内向きのものであったわけですが、これからは外部とのかかわり、患者さんとの関係性といった要素により比重を置いたものになっていくということです。

　あえて極端な言い方をすれば、

> 「院長先生が提供できる医療」、「院長先生が提供したい医療」

ではなく、

> 「患者さんが望んでいる医療」

を提供するように発想を換えなければならないということになります。

　この両者が一致していればいいのですが、一致しない場合には当然後者を優先させなければなりません。

　もちろん、医療には情報の非対称性があり、患者さんが常にベストチョイスをできるわけではありません。そのことは患者さん自身が一番よく知っていることです。

したがって、「患者の望む医療」というものには、特定の医療技術だけではなく、

> 自分（患者）の選択が正しいかどうかの判断や、もし間違っているとしたら、それを修正させてくれるための「納得できる説得」

あるいは、

> 「より正しい選択のための情報提供」といった無形のソフトも含まれる

と考えるべきです。

さらに言えば、この無形のソフト部分が欠落した医療技術の提供は「過ぎたるは及ばざるが如し」で、典型的な算術医療になるといえます。

このあたりの調和を図りながら、現実に経営を担う院長として患者さんとの関係性を大切にすべきであり、そのためのツールとして改めて「マーケティング・リサーチ」という技術に着目すべきであると思われます。

〈診療圏調査の進め方〉

1）診療圏の設定

　開業予定地を中心に、2万5,000分の1の地図上に半径1km、2kmの同心円を描き、地理的な条件を考慮して診療圏を設定する。

2）見込み患者数の推計
　▶診療圏内の人口構成を調べる。
　　・住民、事業所従業員
　▶受療人口とマーケットサイズの算定をする。
　　・受療人口＝人口×受療率＊
　　　＊受療率…人口10万人当たり1日受療患者数、人口10万人当たり傷病別受療率
　　・1日当たり推定患者数＝受療人口÷（競合診療所＋1）

〈マーケットサイズ算定事例フォーマット〉

a．人口

	住民人口	事業所従業員の50％	合計
1．半径1km以内			
2．半径2km			
合計			

※事業所従業員の内、50％は地元住民と仮定する。

b．受療人口

　（例）人口21,000人（a.から概算した数値）で循環器系の外来を想定
　21,000人×（1,989人÷10万人）＝約417人（1日当たり）
　　　　＊受療率を1.989とする

c．1日当り推定患者数

　診療圏内に競合診療所が8軒存在した場合
　417人÷（8軒＋1）＝約52人（1日当たり）

傷病分類別にみた受療率（人口10万対）

平成26年10月

傷病分類		入院 総数	入院 男	入院 女	外来 総数	外来 男	外来 女
	総数	1,038	977	1,095	5,696	5,066	6,292
I	感染症及び寄生虫症	16	17	16	136	127	146
	結核　　　　　　　　　　　（再掲）	3	3	2	1	1	1
	ウイルス肝炎　　　　　　　（再掲）	1	1	1	22	22	22
II	新生物	114	132	97	182	172	192
	悪性新生物　　　　　　　　（再掲）	102	122	83	135	147	124
	胃の悪性新生物　　　　　（再掲）	11	15	7	15	20	10
	結腸及び直腸の悪性新生物（再掲）	15	17	13	22	26	19
	肝及び肝内胆管の悪性新生物（再掲）	5	7	4	4	6	3
	気管,気管支及び肺の悪性新生物（再掲）	15	20	9	13	16	9
	乳房の悪性新生物　　　　（再掲）	4	0	8	19	0	37
III	血液及び造血器の疾患並びに免疫機構の障害	5	4	6	17	9	25
IV	内分泌,栄養及び代謝疾患	26	23	29	344	300	385
	糖尿病　　　　　　　　　　（再掲）	16	15	18	175	198	153
	高脂血症　　　　　　　　　（再掲）	0	0	0	113	69	155
V	精神及び行動の障害	209	210	208	203	195	211
	血管性及び詳細不明の認知症（再掲）	23	18	29	9	6	13
	統合失調症,統合失調症型障害及び妄想性障害（再掲）	130	135	126	55	60	50
	気分[感情]障害(躁うつ病を含む)（再掲）	23	16	29	66	56	74
VI	神経系の疾患	96	81	110	136	114	157
	アルツハイマー病　　　　　（再掲）	37	24	49	35	19	51
VII	眼及び付属器の疾患	9	8	10	266	207	322
VIII	耳及び乳様突起の疾患	2	2	2	79	72	86
IX	循環器系の疾患	189	174	203	734	676	789
	高血圧性疾患　　　　　　　（再掲）	5	3	7	528	455	597
	心疾患(高血圧性のものを除く)（再掲）	47	44	50	105	116	95
	脳血管疾患　　　　　　　　（再掲）	125	114	136	74	77	71
X	呼吸器系の疾患	71	79	64	526	506	545
	肺炎　　　　　　　　　　　（再掲）	27	29	26	6	6	7
	慢性閉塞性肺疾患　　　　　（再掲）	6	8	4	17	24	11
	喘息　　　　　　　　　　　（再掲）	3	3	3	100	94	106
XI	消化器系の疾患	52	56	48	1,031	934	1,123
	う蝕　　　　　　　　　　　（再掲）	0	0	0	223	205	240
	歯肉炎及び歯周疾患　　　　（再掲）	0	0	0	350	302	395
	肝疾患　　　　　　　　　　（再掲）	6	7	6	26	28	24
XII	皮膚及び皮下組織の疾患	9	8	9	226	208	243
XIII	筋骨格系及び結合組織の疾患	55	40	69	691	533	840
XIV	腎尿路生殖器系の疾患	37	37	37	223	217	228
	慢性腎不全　　　　　　　　（再掲）	19	21	17	84	112	58
XV	妊娠,分娩及び産じょく	15	－	28	11	－	22
XVI	周産期に発生した病態	5	6	5	2	2	2
XVII	先天奇形,変形及び染色体異常	5	5	4	11	11	12
XVIII	症状,徴候及び異常臨床所見・異常検査所見で他に分類されないもの	13	10	15	61	51	70
XIX	損傷,中毒及びその他の外因の影響	103	80	125	241	249	234
	骨折　　　　　　　　　　　（再掲）	72	42	100	72	62	82
XXI	健康状態に影響を及ぼす要因及び保健サービスの利用	8	4	11	576	485	662

（資料出所：厚生労働省「平成26年患者調査」）

3）競合診療所の実態調査

　競合診療所の調査は、それぞれの既存診療所について、

> 地域住民からどの程度認知され、どのような評価を得ており、さらに愛顧患者化がどの程度できているか

を調査し、これを基に、

> 他の診療所とどのような差別化を図り、患者吸引を図っていくか

を検討するために行います。
　そのために次の頁のような調査を行い、それぞれの実態を分析・調査します。

1．基本調査

●以下の要領で調査を実施します。調査内容は、「競合診療所調査シート」（後掲）にまとめます。
●調査結果を基に、競合診療所と対抗して患者さんが十分吸引でき、経営を成り立たせることができるかどうかを検討します。

調査項目	調査・記入方法
(1)診療所名 (2)電話番号 (3)所在地 (4)院長氏名、年齢	●「診療所名簿」等で調べてください。
(5)立地状況	●所在地を「診療圏地図」にマークしてください。 ●現地調査を実施した際の特記事項（人の流動に関する事柄等）を記録しておいてください。
(6)従業員数 (7)後継者	●材料卸の営業マン、医療機器材メーカー、患者さん、近隣住民等から聞き取りを行ってください。
(8)建物等の状況	●建物の外観、駐車場について現地調査にて調べてください。（カメラにて撮影を行うよう心掛けてください） ●待合室、診療室の清潔さ、雰囲気、照明、騒音等についてあるいは工夫の見られる事柄について、近隣住民・材料卸の営業マン等から聞き取りを行ってください。
(9)レイアウト図	●(8)で採集した情報を基にして、簡単なレイアウト図にまとめてください。
(10)診療時間	●現地調査にて調べてください。
(11)診療方法	●特徴ある診療方法を採用しているか、患者さん、近隣住民から聞き取りを行ってください。（内科系耳鼻咽喉科、整形外科、小児科等）
(12)学校医等	●「学校医会名簿」で調べてください。
(13)医療技術	●競合診療所からの転院患者の診療実績から判断してください。 ●近隣住民、患者さんから評判を聞き取ってください。
(14)応対・接遇	●近隣住民、患者さんから評判を聞き取ってください。 ●直接競合診療所に急患を装って電話を掛け、その受付応対ぶりを評価してみてください。「受付電話応対の査定表」を使用して確認してみてください。
(15)経営状況	●調査の困難な項目です。医療機器材メーカー等から聞き出せれば記入してください。
(16)ターゲット	●特に力を入れている年齢層、地域があれば記入してください。

受付電話応対の査定表

査定者の行動、話法	査定のチェックポイント	受付の対応、素振り		評点
1. 待ち時間の確認の電話をかける	1-1 どの程度待たせるか	イ.	3回ベルが鳴るまでにとった	5点
		ロ.	6回ベルが鳴るまでにとった	3点
		ハ.	7回以上鳴った	1点
	1-2 第一声の印象はどうか	イ.	明るく優しい	5点
		ロ.	事務的	3点
		ハ.	暗い印象（不安になる）	1点
	1-3 挨拶はどうか	イ.	「こんにちは、○○医院です」	5点
		ロ.	「はい、○○医院です」	3点
		ハ.	「はい、もしもし…」	1点
2. 名前を名乗らず急に用件を切り出す「熱があるのですぐ行きたいのですが、どのくらい待ちますか」	2-1 言葉遣いは丁寧か	イ.	大変良い	5点
		ロ.	普　　通	3点
		ハ.	悪　　い	1点
	2-2 待ち時間をわかりやすく教えてくれるか	イ.	「だいたい○分位お待ちになります。」プラス「○時頃なら比較的すいてます」	5点
		ロ.	「だいたい○分位お待ちになります。」	3点
		ハ.	「わかりません」	1点
	2-3 相手の病状を確認したか	イ.	「どのような容態ですか、いつ頃からですか」	5点
		ロ.	「どうなさいましたか」	3点
		ハ.	何も聞かない	1点
3. 日常的にどこまで気配りがされているか	3. 必要な事を、向こうから伝えてくるか	イ. 初めてかどうか確認した		
			伝えてくれた	5点
			伝えてくれなかった	1点
		ロ. 保険証を持参するように伝えた		
			伝えてくれた	5点
			伝えてくれなかった	1点
		ハ. 車でおこしでしたら、駐車場は…		
			伝えてくれた	5点
			伝えてくれなかった	1点

競合診療所調査シート① 〈記入事例〉

作成日　　年　　月　　日

診療所名	○○診療所	電話番号	○○○-○○○-○○○○
所在地	○○市○○町○○-○		
院長	[氏名] ○○　○○		[年齢] 45歳
立地条件	○○駅に通ずる国道に面しており、車両交通量・歩行者数とも多い。また、近くで高層マンションが建設中である。		

従業者数	〔医師数〕	1 名
	〔看護師〕	2 名
	〔診療放射線技師〕	1 名
	〔事務員〕	1 名
	計	名

後継者	
	有　・　院長の長男（○○大学在学中）
	無　・

建物等の状況	
〔外観〕	平成23年に改装され、非常に新しい感じがする。外壁は白で統一され、周辺の建物の中では目立っている。
〔駐車場〕	5台収容できる。
〔診療室〕	X線撮影装置、自動現像機、超音波診断装置、心電計等がある。
〔待合室〕	8人座れるソファーとキッズコーナーがある。「当診療所の治療の進め方」の提示がしてある。
レイアウト図	

競合診療所調査シート② 〈記入事例〉

調査日　年　月　日

医院名	医療法人社団　〇〇会　〇〇内科医院	電話	(〇〇〇〇)　〇〇-〇〇〇〇
所在地	〇〇〇〇市〇〇	開業年	年　月　日
標榜科	内科・アレルギー科	病床	
診療時間	9:00～12:00　4:00～6:00　（往診1:00～4:00）　木・土　9:00～12:00	休診日	日・祝

院長	院長名	〇〇　〇〇

診療状況	待合室	長椅子3人掛け5脚。老人は半分。
	診療室	入口からすべてバリアフリー（土足）
	スタッフ	受付2名。パンフレットの事を聞くと、受付後ろの女性（おそらく奥様）が対応してくれた。
	その他	予約が出来る（予約を薦められた）。パンフレット無し。

建物	立地条件	小学校横にあり、周りの建物に比べモダンなため目に付く。
	外観	コンクリート打ちで、新しくモダン。
	駐車場	17台

電話調査	No.	1-1	1-2	1-3	2-1	2-2	2-3	3-イ	3-ロ	3-ハ	合計
	評価	5	5	3	5	5	1	5	1	1	31点

競合診療所調査シート①

作成日　　年　　月　　日

診 療 所 名		電話番号	
所　在　地			
院　　　長			
立 地 条 件			

従 業 者 数	〔医師数〕　　　　　　名
	〔看護師〕　　　　　　名
	〔診療放射線技師〕　　　　　　名
	〔事務員〕　　　　　　名
	計　　　　　　名

後　継　者	
	有　・
	無　・

建物等の状況	
〔外　観〕	
〔駐車場〕	
〔診療室〕	
〔待合室〕	

| レイアウト図 | |

競合診療所調査シート②

調査日　　年　　月　　日

医　院　名		電　話	
所　在　地		開業年	
標　榜　科		病　床	
診療時間		休診日	

院長	院長名	
診療状況	待合室	
	診療室	
	スタッフ	
	その他	
建物	立地条件	
	外観	
	駐車場	

電話調査	No.	1-1	1-2	1-3	2-1	2-2	2-3	3-イ	3-ロ	3-ハ	合計
	評価										点

2．住民意識調査

- 開業予定地から1km以内、1〜2kmで概ね5カ所程度調査地点を定め、調査項目を決めたら、アンケート用紙を作成し調査を行います。
- 記入してもらったアンケートを回収後、各質問に対する回答数を集計し、分析することによって、診療圏内の競合診療所の実態を明らかにします。
  なお、記入していただくアンケート用紙は、多いに越したことはありませんが、全体で250〜300枚は回収してください。

〈調査項目の例題〉

a．認知率及び認知方法（アンケートQ1、Q2より）
- ▶ 地域住民は、それぞれの診療所をどの程度認知しているか。
- ▶ 地域住民は、どのようにしてその診療所を知ったか。
  →効果的な認知向上策を検討する。

b．選択率及び選択（来院）動機（アンケートQ2、Q3より）
- ▶ 地域住民はどの程度の割合で、それぞれの診療所を選択しているか。
- ▶ 地域住民が、その診療所を選択した理由は何か。
  →来院を促進するための方法を検討する。

c．非選択率及び非選択（転院）理由（アンケートQ3、Q4、Q5より）
- ▶ これまで通院したことがある診療所で、選択されていない診療所はどの診療所か。
- ▶ なぜ選択されないのか。
  →患者さんの転院を防止する方法を検討する。

d．紹介率（アンケートQ6より）
- ▶ 地域住民はどの診療所を紹介したいと思っているか。
  →紹介率が高い診療所の施策を研究し、より患者さんに支持されるためにどのような施策を打つべきかを検討する。

診療所利用状況アンケート調査表

調査日	・ ・
調査地点	
調査時間	9時・10時・11時・12時・13時・14時 15時・16時・17時・18時・19時・20時

[対象者]

性 別	男 性 ・ 女 性
年齢区分	1.10代 2.20代 3.30代 4.40代 5.50代 6.60代 7.70代 8.80代以上
お住まい（町名）	

※診療所の利用状況についてお聞きいたします。お手間をとらせませんので何卒ご協力下さい。

Q1. 次の診療所の中でご存知の診療所はありますか。知っておられるだけ、お答えください。
（○印をご記入下さい）

A. ●●クリニック　　B. □□診療所
C. ■■クリニック　　D. ○○医院
E. ××クリニック　　　全く知らない

	A	B	C	D	E
	●●クリニック	□□診療所	■■クリニック	○○医院	××クリニック

Q2. その診療所をどのようにして知りましたか。知っておられる各診療所ごとに、お教えください。
（解答欄に○印をご記入ください）

① 自分が診察・治療を受けたことがある
② 家族が診察・治療を受けたことがある
③ 看板、建物を見て知っている
④ 案内板（電柱）やDMを見て知っている
⑤ ホームページを見て知っている
⑥ 紹介をうけて知っている（紹介者：知人・友人・家族・親族）
⑦ 友人・知人から聞いて知っている
⑧ その他（　　　）

	A	B	C	D	E
①					
②					
③					
④					
⑤					
⑥					
⑦					
⑧					

Q3. （Q2で①の解答者のみ）
何故その診療所に行かれたのですか。その理由を各診療所ごとに、お教えください。
理由が複数あれば各診療所ごとに○印をご記入ください）

① 評判がよいから
② 家から近いから
③ 友人から紹介されたから
④ 診察・治療がよいから
⑤ 先生の人柄がよいから
⑥ スタッフの応対がよいから
⑦ 院内が清潔だから
⑧ 往診をしてくれるから
⑨ 設備が整っているから
⑩ 自院で対応できない場合他の医療機関を紹介してもらえるから
⑪ 待ち時間が少ないから
⑫ 治療費が安いから
⑬ 休診日が少ないから
⑭ 駐車場が広いから
⑮ 夜間診療をしてくれるから
　 その他（　　　）

	A	B	C	D	E
①					
②					
③					
④					
⑤					
⑥					
⑦					
⑧					
⑨					
⑩					
⑪					
⑫					
⑬					
⑭					
⑮					

Q4. 今後診療所を利用される場合どの診療所にかかろうと思われますか。
（○印をお付け下さい）

A ・ B ・ C ・ D ・ E

その他（　　　）

Q5. 何故、以前に通院されていた診療所を選ばれないのですか。
（解答欄に○印をご記入ください）

① もっと近くに病院ができた（ある）から、
② 診察・治療がよくないから
③ 先生の人柄がよくないから
④ 説明をしてくれないから
⑤ 院内が汚いから
⑥ スタッフの対応がよくないから
⑦ 待ち時間が長いから
⑧ 診療時間が短い、休診が多いから
⑨ 夜間診療をやらないから
⑩ 他の医療機関を紹介しないから
　 その他（　　　）

	A	B	C	D	E
①					
②					
③					
④					
⑤					
⑥					
⑦					
⑧					
⑨					
⑩					

Q6. 友人・知人からどの診療所が良いかと尋ねられたら、どの診療所を紹介しますか。

A ・ B ・ C ・ D ・ E

その他（　　　）

ご協力いただき、誠にありがとうございました。

第5章

診療所 設計・施工

第5章 診療所設計・施工

　開業予定地が決定すれば、次に診療所設計・施工に取り組むことになります。
　診療所の設計は、新・増築する場合とテナント・ビルに入る場合とで、大きな違いが生じますが、いずれにしろ経営理念や経営方針等を踏まえた設計が重要になります。また、省スペースかつ効率性を追求したレイアウト、医師・医療スタッフと患者さんの動線ができるだけ交錯しないような設計が求められます。
　その上で、外装及び内装については、明るく清潔感があり、患者さんに安心感や落ち着いた雰囲気が与えられるような演出が必要であり、照明器具や家具・備品類などのインテリア面でも患者さんのアメニティ（快適性）の向上を図るものにするといった工夫が求められます。
　以上のことを踏まえ、以下では、診療所の設計・施工で考えなければならないポイントについて解説します。

1 診療所設計に当たって

A．法的規制

　まず第一に留意しなければならないことは法的規制です。診療所は医療法によって、その構造設備の規制があるため、建築に際しては、建築基準法の他、この医療法の規定もチェックしておく必要があります。

B．設計者の選定

　診療所においては、限られたスペースの中でいろいろな機能が要求されます。そのため、診療所に必要な機器や機能を把握した上での設計でなければ、無駄なスペースができたり、機能が十分発揮できないといった問題が生じます。
　したがって、設計者の選定に当たっては、診療所の設計経験が多い、実績のある設計事務所に相談することや評判の良い設計者を紹介してもらうことが肝要です。

C．将来展望の考慮

医療の進歩、医療機器の発達に伴い、建物の構造、設備、スペースに対するニーズも年々変わってくるため、将来どうしても増改築が必要になる場合が多いようです。したがって、将来どのように発展・変化していくのか、最大医療活動規模などを展望するとともに、増改築方法も考慮しておく必要があります。また、医・住が同一建物の場合、将来の家族構成の変化についても考慮しておかなければなりません。

2　建物外まわり

建物外まわりは、以前は敷地から建物を除いた残りの空間といった程度の扱いをされがちでしたが、診療所の雰囲気づくりの観点から重要視されるようになってきています。

建物外まわりで特に重要なのが、フロントヤード（アプローチ、駐車場）と中庭（待合室や診療室から眺められる庭）です。

1）フロントヤード

道路からいきなり玄関に入るといったことがないような工夫をすることが大切です。例えば生け垣、植え込みにより、表通りから患者さんのプライバシーを守ると同時に、不安感を和らげるといった配慮が必要です。

また、患者さんの通院の便をよくする意味で、駐車場はできるだけ広くとることが望ましいでしょう。

2）中庭

待合室から眺められる中庭は、診療に対する不安、待たされることへの苛立ちを和らげる効果があります。例え狭くとも、1本の樹木を植える程度のスペースを確保するようにした方がよいでしょう。

3 建物内レイアウト

診療所の施設は、通常次のように構成されています。
- ▶玄関・待合室・トイレ
- ▶診療室・処置室・検査室
- ▶X線室
- ▶院長室
- ▶スタッフコーナー
- ▶隔離室
- ▶物納庫

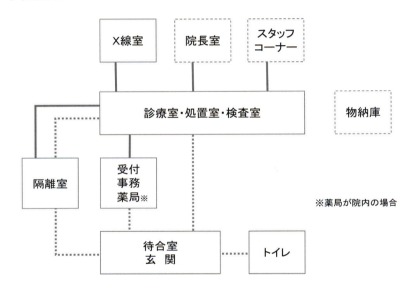

※薬局が院内の場合

1）玄関

玄関は、構造的にも雰囲気的にも入りやすいことが最も重要です。いくら内装が素晴らしくても、診療技術が高くても、患者さんが診療所に入ってきてくれなければ、患者さんに診療所のよさを理解してもらえません。

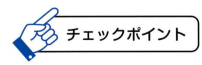 チェックポイント

●入口が明確になっているか
 ▶住居併設型の診療所では、住宅の玄関と診療所の玄関が明確に区別されていることが必要です。
 ▶また、住宅の玄関が立派であるにも関わらず、診療所の玄関がみすぼ

らしければ住民に与えるイメージが悪くなります。
- ●扉は開きやすいか
  - ▶中には手の不自由な方もおられます。ドアの開閉は、自動か、またはごく軽い力で開けられる方がよいでしょう。
- ●玄関下地は、汚れにくく、掃除しやすいものか
  - ▶玄関が汚いと、そこで診療所に対する信頼を損なってしまいます。
- ●上・下足分離の場合、十分な配慮がなされているか
  - ▶診療所の場合、上・下足分離がほとんどですが、スリッパ・下足が玄関に乱雑に脱ぎ散らかされていると、いやなものです。
  - ▶したがって、以下の点に配慮する必要があります。
    - → 混雑しないように、履き替えのスペースを広くとる
    - → 下足は、放置するのではなく、ロッカー等に入れるようにする
    - → スリッパの収納場所を用意しておく
- ●傘立てのスペースを用意しているか
- ●風除室は検討したか
  - ▶外騒音を遮断したり、履き物の履き替えによる乱雑さを待合室から隔離するために、スペース及び予算が許すならぜひとも設けた方がよいでしょう。

2）受付

受付のイメージが、診療所全体のイメージとしてとらえられ、診療所の良し悪しをそこで判断されることが多いようです。

受付が閉鎖的であれば、診療所に対して親近感を抱きにくくなります。したがって、受付ではオープンなイメージを持たせることが重要になります。

また、受付の機能は複雑で多岐にわたっています。特に設計上で考慮しなければならないことは、カルテの管理・院内処方の場合は薬などの受渡しを効率よく行うための配置です。

 チェックポイント

- ●受付カウンターはオープンなイメージになっているか
- ●受付の周辺の内装は、暖色が使われているか
  - ▶できるだけ明るい感じを出すようにします。

●OA機器のスペースが考慮されているか
▶当初から導入する予定がなくても、将来のことを考え、広めにスペースを確保しておくことが大切です。

3）待合室

不安を抱えた患者さんは、待たされることに普段以上に苛立ちを感じやすいものです。したがって、その気持ちを落ち着かせ、待つことを忘れさせるような雰囲気づくりが重要になります。

例えば、待合室を「学びの場」とすることも一考です。待合室のディスプレイに、院長先生や看護師が登場して、健康情報を解説する工夫なども必要かもしれませんし、接触感染の危険を避けるため、待合室に雑誌を置かず、代わりに持ち帰り用のオリジナル小冊子を置くことなどもご検討ください。

 チェックポイント

●待合室の雰囲気づくりに配慮しているか
▶できるだけソフトな暖かみのある色彩にするとよいでしょう。
▶絵画、観葉植物などで落ち着いた雰囲気を出してみてください。
●ソファのデザイン・配置は十分検討しているか
▶椅子自体も雰囲気づくりには、重要なインテリアになります。
▶配置は、トイレ・玄関に向かって並べるのは感じが悪いですし、受付に背を向けるように並べるのも患者さんに不安な印象を与えます。
●子どもに対する配慮（キッズスペースの配置）はなされているか
▶子どもが多い場合、一般の患者さんが敬遠することもあり、一般とは別のキッズスペースを確保することも検討すべきでしょう。

4）トイレ

診療所のトイレは、ただあればよいと言うものではありません。トイレが汚ければ診療所全体のイメージが悪くなってしまいます。

 チェックポイント

●待合室の防音・防臭に配慮しているか

▶できれば、待合室から少し離れたところに配置するとよいでしょう。
●スペースは広めになっているか
　　▶子どもと母親が一緒に来ることも想定し、広めに設計することが大切です。
●汚れにくく、汚れ落としがしやすいようになっているか
　　▶タイル張りにするなど、材料への配慮が必要です。
●ドアは外開き・外から解錠できるようになっているか

5）診察室

　診察室は、患者さんが最も緊張する場所です。したがって、雰囲気を和らげるような配慮が特に必要となります。

 チェックポイント

●曲線をできるだけ出すようにしているか
　　▶不安を与えないように、できるだけ曲線を多くします。
●器具等がきちんと整理できるようになっているか
　　▶器具等が雑然としていると、患者さんに大きな不安を与えます。

第6章

医療サービス内容の検討

第6章 医療サービス内容の検討

本章では、診療所が患者さんに提供する医療サービスの内容について検討します。

医療サービス内容に関しましては、開業プランの作成時にも、ある程度検討していただいていると思います。ここでは、より具体的な内容を検討し、開業に向けて、何を準備しなければならないかを明らかにしていただきます。

1 医療サービスとは

開業して成功するための今日的な成功要因の一つは、マーケティング志向の経営であり、その要諦の一つが「患者満足度の追求」であること、また、この「患者満足度の追求」というテーマで検討しなければならない最も重要な事項が、医療サービス内容であるということについては、第2章で既に述べた通りです。

ところで、診療所の医療サービスには様々なものがありますが、整理しますと下表のようになります。

〈診療所のサービス〉

		（1）主体サービス	（2）付随サービス
A	人的サービス	・優れた診療技術	▶親切、丁寧な受付・応対 ▶的確な誘導
B	物的サービス	・診療室・治療設備の環境整備	▶待合室、受付の環境設備 ▶清潔感の維持 ▶落ち着いた雰囲気
C	時間サービス	・診療時間・治療期間の短縮	▶予約時間の管理 ▶待ち時間の短縮 ▶夜間診療などへの対応
D	情報サービス	・治療に関する情報の提供	▶インフルエンザの流行期にはその最新情報の説明 ▶花粉症の時期にはその発症メカニズムの説明 ▶寒くなって血圧が上がり始めたときは、その対処法　etc.

まず、診療所のサービスは、以下の2つに分類できます。

主体サービス

患者さんの基本的ニーズである、治療そのものに対するサービス。いくら応対や環境がよくても、この治療そのものが悪ければ、患者さんの満足は得られない。

付随サービス

治療以外のサービスで応対、接遇、環境整備などのサービス。できるだけ快適に診療を受けたいというニーズを満たすもので、患者さんの満足度を高める。

また、これらのサービスは、その構成要素により、次の4つに分類できます。

> 人的サービス………人を介して行うサービス。医師の診療行為、医療スタッフのアシスト、受付応対など。
> 物的サービス………設備や備品などの物品を介したサービス。より高性能な診療機器による快適な医療サービスの提供、院内環境の整備（アメニティの向上）など。
> 時間サービス………時間に関連したサービス。診療時間、治療期間を短くする、あるいは、診療時間の便宜を図るなど。
> 情報サービス………治療、予防に関する様々な情報を伴うサービス。

以上のサービスを整理したのが、前表ですが、このように見てまいりますと、医療サービスは、これらが相互に絡みあって成り立っていることが分かります。

診療所の医療サービスに関して、かつては、主として主体サービスの部分、すなわち医師自身の診療行為に焦点があてられてきました。しかし、最近では、診療そのものはもちろんのこと、医療スタッフの応対態度、待合室の雰囲気といったものも含めた、

総合的な医療サービスの充実

を図ることが求められてきています。
　したがって、開業前から、サービス内容の点検を行い、真に患者さんが満足するような医療サービスを提供する体制を整えていくことが大変重要になってきます。

2　人的サービスとは

　診療所に対する患者さんの不満の中で、常に上位にランクされるのが「治療レベルが低い」「医師の説明が不十分」という不満です。患者さんは、病気の治療のために診療所を訪れるわけですから、このような不満が多く出るのは当然の話です。したがって、治療技術については、常にその技術向上に努めていかなければならないことは言うまでもありません。
　また、患者さんに対する治療は、医師が全てを担当しているわけではありません。場合によっては、看護師が担当することもあります。したがって、患者さんに十分満足していただけるように、総合的に診療技術を向上させていくことが求められます。

　ところで、「治療レベルが低い」というのは、医療技術が患者さんには十分に理解されず、医師の診断・処方が患者さんにとって見えにくい、あるいは見えない時に感じるものです。これらは、医師のコミュニケーションレベルの低さによって起こりうるものです。

　ただし、これらの中にも、治療技術そのものが悪いケースもあります。しかし、多くの場合は、医療現場で患者さんに十分な説明をしなかったために、患者さんの不安・不満を増幅させているケースです。

したがって、患者さんの不満を単に治療技術だけの問題として片付けるのでなく、

> **患者さんに対する診療の説明や接し方に問題がなかったか**

をよく検討し、対処していくことが重要です。

また、この診療の説明や患者さんとの接し方は、医師だけの問題でなく、患者さんと接する医療スタッフ全員の問題として捉え、対応していくべきであると考えていかなければなりません。

一例を挙げますと、患者さんの診療所に対する不満の声として「コンピュータばかり気にしないで顔を見て、細かくわかるように説明してほしい」「対処治療のみで、症状の原因に対する治療の提案がない」といったものがありますが、患者さんにしっかり向き合って率直に説明することで、患者さんの心情は全く異なってきます。

ところで、診療所に来院される方は、苦痛をこらえながら不安いっぱいで治療に来られるわけですが、ただ単に病気の治療をするだけでは満足してくれません。

治療以外の面で、診療所との人的な接点を整理しますと、以下のようになります。これらの一つひとつの場面で、患者さんに対しどれだけのサービスを提供できたかが、患者さんの満足度を高め良い評判を生む要因になってくるのです。

> ▶電話による問い合わせ………親切な応対
> ▶受付での応対…………………親切な応対、適切な誘導
> ▶診療室内での応対……………タイミングの良い声かけ
> ▶治療後の応対…………………治療費の説明、予約の確認

これらの場面での対応については、医療スタッフ任せにせず、いかにしたら患者さんに満足してもらえるかを検討し、きちんと教育・訓練をすることが肝要です（教育研修の具体的な進め方については、第8章をご参照ください）。

3 物的サービスとは

次に物的サービスについて見てみましょう。

主体サービスである治療に関しては、治療設備の目覚しい発展により、これまでにない高度な治療を施すことができるようになってきました。

もちろん、診療行為そのものは、医師が実施するわけですから、医師の腕が大きな役割を担うことはいうまでもありません。しかし、最新の設備が治療技術の向上に大きな役割を担っていることも否めない事実であり、その導入を計画的に行っていくことが重要になります。

ところで、診療以外の面ではどうでしょうか。

一般的に、医療機関というところは、好き好んでいく所ではないことは、誰しも認めることです。

このような住民・患者さんの反応に対して、今日非常に大切だと言われていることは、

> アメニティ（環境の快適性）を向上させる
> ＝
> 院内を快適な空間として創造する

ということです。

■ 院内の快適空間づくりに向けて

ところで、院内の快適空間づくりとは具体的にどのようなことを指すのでしょうか。

その一例として、心地よいBGMを流すことにより、リラックスした状態で治療を受けさせる、あるいは森林の香りのする芳香剤（アロマ）を用い快適性を高めるといったものがあります。

これらの工夫は各診療所のオリジナリティによるものですが、結果は診療所の評判を高め増患に大きな効果をもたらしています。

このような方法は、他にも数限りなくあります。すなわち、人間の五感や運動感覚、平衡感覚、有機感覚などに好ましい刺激を与えることにより、不快感を和らげるように工夫すればよいのです。

なお、アメニティ空間を作るためには、以下の3つのことを検討する必要があります。

---

1) コンセプト………どんな目的で、どのような空間を作るか
   〈例〉患者さんの不安感を和らげるために
        ゆったりと落ち着いた雰囲気を作る
2) 方法・手段………上記コンセプトをどのような方法で実現するか
   〈例〉・芳香剤（アロマ）…森林の香りがするもの
        ・ＢＧＭ……………静かでゆるやかなテンポのもの
        ・絵画………………田園の風景
        ・花…………………白を基調としたもの
3) 管理方法…………毎日の管理を誰がどのように行うか
   〈例〉当番を決めて実施する
        チェックリストにより毎朝点検

アメニティ空間を作るためには、まず、基本となるコンセプトを作ることが重要です。患者さんの不快感を和らげるものであればなんでも良いと考え、様々なものを漠然と揃えたとしても、患者さんに好ましい印象を与えることはできません。

また、基本コンセプトは、できるだけ医療スタッフを交えて検討することが

望ましいでしょう。一緒に検討することによって、どんな雰囲気の診療所を作っていくか、お互いの意思統一ができ、医療スタッフ全員の協力が得られるからです。

　基本コンセプトができれば、次にどのような方法・手段で実現するかを検討することになります。
　この際、人間の五感などを意識して、それに好ましい刺激を与える設備やツールを検討します。
　また、ものによっては、費用も相当かかりますので、その効果を十分検討し、導入することが肝要です。

　管理方法については、ついつい忘れがちですが、ぜひ検討しておくようにしてください。
　様々な設備やツールを使って快適空間を演出しても、花がしおれていたり、椅子が汚れているようでは、せっかくの演出が台無しになってしまうからです。
　できるだけ、チェックリストを作成するなどして、基本コンセプトに基づいた快適な空間が実現できているか、毎日チェックするようにしてください。

4　時間サービスとは

　サービス業で近年特に重視されているのは、時間的なサービスです。例えば、外食産業では、注文すれば直ぐ品が出されるということで、ファストフード産業が急速に発展しました。また、写真現像では、30分以内ないしは10分以内に仕上がるということをアピールし大きく成長した企業があります。クリーニング業でもタイムサービスが大きなポイントになってきています。
　もちろん、外食産業では「味」が、写真現像では「仕上り」が、クリーニング業では「汚れの落ち具合」がやはりサービスの質の基本になります。しかし、そうした基本サービスに加え、思った時に、いつでも、気軽に、短時間に、ということがサービス業で特に求められるようになってきました。
　このことは、診療所についても言えることであり、診療の内容によっては、医療サービスの重要な一要素として捉え、検討する必要があります。
　ところで、診療所では、どのような時間サービスを考える必要があるでしょうか。

次表は、その要点を整理したものです。

```
1）診療が短時間、短期間で終わる
    ▶診療時間が短い……………………治療技術の向上
                                    段取りの改善
                                    チームワーク
    ▶診療期間が短い……………………治療期間の管理
                                    治療計画の作成

2）行きたい時に、確実に診療を受けることができる
    ▶自分の都合にあわせて診療が受けられる…予約制の導入
    ▶待ち時間が短い……………………予約制の管理
    ▶急に行っても受け付けてもらえる……予約制の改善
```

　1）で挙げた項目の内、治療技術の向上については、最新の方法を系統的に身につけていくしかありません。段取りの改善やチームワークの改善については、医療スタッフと定期的に話し合いを持ち進めることが基本となります。治療計画は、可能な限り患者さんごとに診療にかかる時間を設定し、診療時間をいかに割り当てるかがポイントになります。

　また、待ち時間対策として、診察までの待ち時間や、検査、会計などの待ち時間を表示することなどは効果があります。

　診療所の場合、来院患者数や、そのうち既に診療を終えた患者数などを受付に掲示するだけでもよいかもしれません。
　2）に関しては、予約制度の確立と運用がポイントになりますが、具体的な進め方については、第9章で記述します。

5　情報サービスとは

　最後に、情報サービスについて見てみましょう。このサービスは、インフォームドコンセントという概念も加わって、近年大きくクローズアップされてきています。
　すなわち、これまでは、どちらかというと医師任せであった治療について、

もっと治療の中身を知りたい、あるいは病気などを予防する方法を教えてほしいといった要求が強く出てきています。事実、評判の良い診療所の理由として、常にその上位を占める項目が、

> **治療について細かく分かりやすく説明してくれる**

といった内容です。
　一方、説明不十分な場合は、「こちらから質問しないとあまり説明がなされない」とか「専門用語がたくさんありそれを一つひとつ質問するのが悪いような気がして後で不安になった」などといった不満の原因になり、診療所の評判を著しく落としている例が見受けられます。
　このように情報サービスは、自院の悪評の発生を防止し、良い評判を作る上で極めて大切な事柄ですが、分かっていても意外とできていない診療所が多いようです。それは、医師あるいは医療スタッフの心掛けにも問題がありますが、その最大の問題は、

> **情報提供をサービスとして捉えていない**

ことにあると考えられます。それゆえに、どのような情報を、いつ、どのように提供するかが検討されず、本人の心掛けの問題として片付けられているわけです。

　しかし、この情報サービスも、自院の一つのサービスである以上、本人任せにしておくわけにはいきません。

> 自院として、どのような情報を、いつ、どのように提供するかを検討し、確実に実施していくこと

が求められます。
　むしろ、そうした取り組みが、「丁寧で納得のいく診療をしてくれる」という評判を生み、確実に患者さんが増えていく決め手になってきます。
　とりわけ、情報の85％は視覚情報、すなわち目から入りますので、映像コン

テンツは重要です。

ところで、情報サービスに関して、何をどのように検討すればよいのでしょうか。

まず、診療という主体サービスとその他の付随サービスに分けて考えてみましょう。

治療という主体サービスにおいては、前述した通り、

> **治療の内容を丁寧に説明し、納得してもらうこと**

が、その主要な目的となります。

ただし、丁寧に説明するといっても、全ての患者さんに対し、何時間も割いて説明することはもとより不可能です。その方法を予め詳細に考えておくことが大切です。

すなわち、

```
タイミング…診療中には何を説明し、診療後にはどんなことを言うか
説明方法……手短かに、効果的に説明するには、どうすればよいか
ツール類……説明の際、どのようなツール類を用意すればよいか
```

を考え、準備する必要があります。

次に、治療以外での情報サービスについて見てみましょう。

診療以外での情報サービスの中心は、健康等に関する啓蒙活動です。例えば院内においては、代表的な疾患について説明したポスター等の印刷物を掲示したり、簡単なチラシを用意し配布するといったことが考えられます。

また、院外では、子ども向けの食生活・健康相談や親子教室などを開いたり、地元の企業や地域の団体で健康セミナーを開いたりすることも大変有効な方法です。

なお、これらの活動も、時間があればやるという姿勢ではなかなかできません。忙しさに追われ、ついつい後回しになって、結局は何もできないで終わるというケースがしばしば見受けられます。

そういうことがないように、

> 情報サービスを自院の使命とも捉え、計画的に実施すること

が大切です。特に、開業直後は、

> 新しい患者さんを増やすためにも必須のことであると位置付け、きちんと時間を割いて実施していくこと

が肝要です。
　そうした地道な活動により、診療所に対する信頼感が生まれ、評判が高まっていくということになるのです。

■ 医療サービス内容の整理

　それでは、以下の検討手順にしたがって、自院の医療サービス内容について検討し、その準備・実施に向けての行動計画を作成するよう指導してください。なお、検討結果は、「医療サービス内容検討シート」にまとめてください。

手順1 ：「医療サービス内容検討シート」の「医療サービス内容」区分ごとに、どのようなサービスを提供していくか、検討してみてください。
　　　　この段階では、アイデアレベルのものでも結構ですから、思い付くものをどんどん記入してください。

手順2 ：手順1で挙げた内容を具体化するために、どのような準備・行動が必要かを検討し、「準備・行動項目」欄に整理してください。

手順3 ：各準備・行動項目をいつ実施するかを検討し、事例を参照して「スケジュール」を決めてください。

〈医療サービス内容検討事例〉

医療サービス内容検討事例

医療サービス内容			準備・行動項目	スケジュール					
	主体サービス	付随サービス		半年以上前	半年～3カ月前	開業前3カ月	開業	開業後3カ月	4カ月以降
(1) 人的サービス	・優れた診療技術	・スタッフの心のこもった応対 ・的確な誘導	・治療技術の向上	███					
			・患者応対マニュアル作成 ・患者応対教育の実施 →ロールプレイング		███████████████				
(2) 物的サービス	・治療室の清潔さ ・整理整頓	・アメニティの追求 →清潔感 ・毎日の清掃	・アメニティコンセプトの明確化 →落ち着ける雰囲気 →明るい雰囲気 ・整理整頓チェックリストの作成 ・アメニティツールの用意 →絵画、芳香剤、BGM		██████	██			
(3) 時間サービス	・時間を感じさせない →てきぱきとした治療	・予約外の治療への即応 ・待たせない ・夜間診療への対応	・治療のマニュアル整備 ・チームワーク →スタッフとの話し合い			███			
(4) 情報サービス	・治療内容の説明と納得	・健康管理の啓蒙	・啓蒙ツールの準備 ・健康教室の企画						███

〈医療サービス内容検討シート〉

医療サービス内容検討シート

作成日： 年 月 日

医療サービス内容		準備・行動項目	スケジュール					
主体サービス	付随サービス		半年以上前	半年～3カ月前	開業前3カ月	開業	開業後3カ月	4カ月以降
(1) 人的サービス								
(2) 物的サービス								
(3) 時間サービス								
(4) 情報サービス								

第7章

患者吸引策の検討

第7章 患者吸引策の検討

7-1　患者さんが来院する仕組み

　先生が描いておられる開業後の理想的な状態とはどのようなものでしょうか。おそらく

```
周辺住民に高い評価を得て
　　　⇩
診療圏の中でよい評判が生まれ
　　　⇩
その評判が評判を呼んで
　　　⇩
特に集患活動を行わなくとも自然と患者さんが次々と来院してくれる
```

そんな状態ではないでしょうか。

　しかし、良い評判とは、あくまでも患者さんが作り出してくれるものです。自院は良い医療サービスを提供していると、いくら胸を張っていても、それを患者さん自身が感じてくれ、周囲に伝えてくれなければ、良い評判は生まれてきません。

　さらに、それ以前に必要なことは、自院の開業を地域住民に広く認知してもらい、実際に来院してもらうことです。患者さんに来院してもらえなければ、自院の医療サービスの内容も理解してもらえないからです。

　それでは、患者さんが次々と来院するような理想的な状態にするには、どのような仕組みを作っていけばよいのでしょうか。その仕組みについて整理してみます。

　仕組みを考える上での第一のポイントは、患者さんの来院を促進していくために、

誰に働きかけていかなければならないかを明らかにする

ということです。

医療サービスを受ける対象は、いうまでもなく患者さん本人ですから、働きかける対象として、まず真っ先に「地域の潜在患者」が挙げられます。

ところで、働きかける対象は、「潜在患者」だけでしょうか。実はそうではありません。来院する患者さんのほとんどは、自分自身だけの判断でなく、企業や学校等の紹介、あるいは知人・友人（愛顧患者）、地域の有力者からの評判を聞いた上で来院するからです。したがって、これらの団体や人々を、働きかけるべき対象に、ぜひ加えていただく必要があります。

なお、これらの対象については、以下のように分類し、具体的な施策を検討していくとよいでしょう。

▶拠点
　企業、学校、各種団体など潜在患者が所属する組織
▶キーマン・オピニオンリーダー
　愛顧患者、地域の有力者など患者さんが診療所を選択する時に影響を与える人

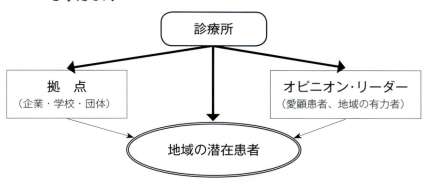

仕組みを作る上での第二のポイントは、

これらの人々に対してどのような働きかけをするかを明らかにする

ということです。
　その方法を検討する上で、ぜひ認識しておいて欲しい有用な法則があります。それは、「AMTULの法則」と言われるものです。

この法則は、消費者の消費行動をマーケティング活動の視点から捉えたもので、消費行動のステップを以下のように分けています。

> **AMTULの法則**
> A：Awareness　（認知）
> M：Memory　　（記憶）
> T：Trial Use　（試用）
> U：Usage　　　（使用）
> L：Loyal Use　（愛用）

　AMTULとは、これらの頭文字を並べたものです。
　すなわち、消費行動の中で、消費者は、ある商品（サービス）のことを認知（A）し、次に記憶（M）します。そして、試しに使ってみようという行動（T）を起こします。ここで、その消費者がその商品（サービス）に満足すれば、試用から継続的な使用（U）、すなわち本格的な消費を始めることになります。また、その商品（サービス）に対する信頼度が高まれば、愛用（L）へと移っていきます。
　これは、一般的な消費行動のパターンを示しているわけですが、患者行動についても十分通用する考え方です。
　重要なことは、これらのステップを考えた上で、先に述べた

働きかけるべき対象に対し、どのような働きかけをするか

ということです。

　その内容を整理したのが、次ページの図です。なお、この図では、
　　　　T：Trial Use……………………初来院
　　　　U：Usage　………………………再来院
　　　　L：Loyal Use……………………愛顧患者
としています。

■ 患者さんが来院する仕組み

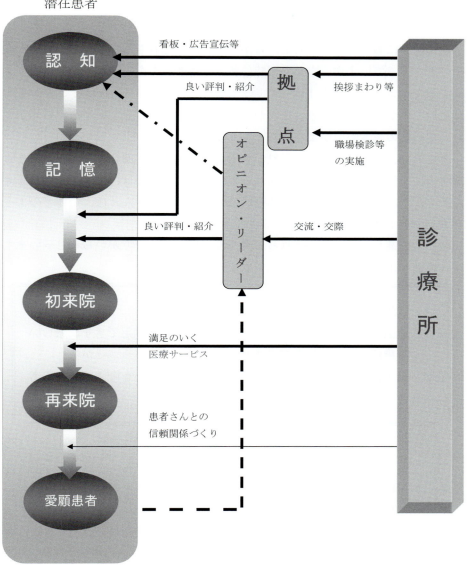

以下では、上図のような体系を踏まえた上で、各項目の検討を進めてまいります。

7-2　診療所開業の告知

（1）認知率の向上

　新規開業においては、立ち上げ時からどれだけ患者さんを吸引できるかが成功の鍵を握っています。立ち上げ時に多数の患者さんを吸引できれば、口コミによってスムーズに立ち上がっていきますが、その逆の場合、「そこの診療所は最近できたが、あまり患者さんが入っていないようだ」といった口コミが流れ、その後の患者吸引がより難しくなります。

　ところで、診療所の場合、一般の商店などと異なり、開業当日にたまたま診療所の前を通りかかり診療所を訪れるというようなことは、まず考えられません。それでは、新しく開業した診療所に来院する患者さんとは、一体どのような人達でしょうか。

　新しく開業した診療所を訪れる患者さんには、様々な方がいらっしゃいますが、大別しますと次の3つに分類できます。

```
1．先生が勤務医の頃からの患者さん
2．近辺の診療所に通院していたが、その診療に満足できず、新しい
　　診療所を探していた患者さん
3．最近になって体調が悪くなり診療所に通うことを考えていた患者
　　さん
```

　1．のように勤務医の頃からの患者さんが新しい診療所に来院してくれることは、大変有難いことです。ただし、開業地域が変わりますと、あまり期待はできないかもしれません。

　2．3．の患者さんは、自院の患者さんになる可能性が高い方々です。これらの方々に対しては、あらゆる方法を駆使して、開業する前から、あるいは開業した後に積極的にアピールし、認知していただくことが大切です。

　それでは、これらの方々に、どのようにして、自院を認知させればよいのでしょうか。まず、当会が実施した診療所診療圏調査のデータによって、診療所がどのように認知されるのかを見てみます。

〈診療所の認知理由〉

	人数	指数	%
回答者数	4,764	1.0000	
認知理由	14,750	3.0961	100.0
1．家族が行ったことがある	4,602	0.9660	31.2
2．人から聞いたことがある	1,239	0.2600	8.4
3．看板や建物を見て知っている	5,574	1.1701	37.8
4．ホームページを見て知っている	3,038	0.6377	20.6
5．医師と知り合い	115	0.0241	0.8
6．その他	182	0.0382	1.2

　この表によれば、近隣住民が診療所を認知する理由として、「看板や建物を見て知っている」（37.8％）及び「家族が行ったことがある」（31.2％）といった理由が最も多く、次いで「ホームページを見て知っている」（20.6％）となっています。

　ところで、認知理由1.で「家族が行ったことがある」と答えている人も、最初に認知する時は何らかのきっかけがあったはずです。この、「診療所を認知するはじめての機会」を「ファーストコンタクト」と呼ぶことにいたしますが、このファーストコンタクトについて、さらに調べてみますと、

```
　　　人から聞いて　　　　→　　　708回答（全回答中15.4％）
　　　看板や建物を見て　　→　3,188回答（全回答中69.3％）
　　　ホームページを見て　→　　455回答（全回答中9.9％）
　　　医師と知り合い　　　→　　　97回答（全回答中2.1％）
　　　その他　　　　　　　→　　154回答（全回答中3.3％）
　　　　　　　　　　　　　計4,602回答
```

となっています。
　すなわち、「看板や建物を見て」（69.3％）という理由が圧倒的に多く、次いで、「人から聞いて」（15.4％）となっています。
　以上のことから、自院を認知させる上で最も重要なことは、

> **看板や建物（外装）などで自院をアピールすること**

であり、次いで、人伝えに自院の名前が拡がるように、

> **話題性をもたすなどの工夫をすること**

が大切であると言えます。
　とりわけ、新規開業においては、看板や建物だけでなく、開業を通知するための折込広告や挨拶まわりなどもいろいろと工夫し、認知率の向上に努めることが重要です。

（2）認知率向上のための施策

　立ち上げ時点で、多数の患者さんを吸引する第一歩は、先に述べましたように、地域住民に対して、近々開業することを、できるだけ開業前から地域住民に告知し、認知してもらうことです。

> いかにすれば、多くの地域住民に認知され、
> 開業直後から多くの患者さんを吸引することができるか

といったことをよく検討し、告知・広報活動を創意工夫して実施することが大切です。
　ただし、医療機関の広告については、下記のとおり医療法によってかなり規制されていますので留意してください。また、さらに詳しい定めについては、厚生労働省の「医療広告ガイドライン」に示されています。

第六条の五　医業若しくは歯科医業又は病院若しくは診療所に関しては、文書その他いかなる方法によるを問わず、何人も次に掲げる事項を除くほか、これを広告してはならない。
一　医師又は歯科医師である旨
二　診療科名
三　病院又は診療所の名称、電話番号及び所在の場所を表示する事項並びに病院又は診療所の管理者の氏名
四　診療日若しくは診療時間又は予約による診療の実施の有無
五　法令の規定に基づき一定の医療を担うものとして指定を受けた病院若しくは診療所又は医師若しくは歯科医師である場合には、その旨
六　入院設備の有無、第七条第二項に規定する病床の種別ごとの数、医師、歯科医師、薬剤師、看護師その他の従業者の員数その他の当該病院又は診療所における施設、設備又は従業者に関する事項
七　当該病院又は診療所において診療に従事する医師、歯科医師、薬剤師、看護師その他の医療従事者の氏名、年齢、性別、役職、略歴その他のこれらの者に関する事項であって医療を受ける者による医療に関する適切な選択に資するものとして厚生労働大臣が定めるもの
八　患者又はその家族からの医療に関する相談に応ずるための措置、医療の安全を確保するための措置、個人情報の適正な取扱いを確保するための措置その他の当該病院又は診療所の管理又は運営に関する事項
九　紹介をすることができる他の病院若しくは診療所又はその他の保健医療サービス若しくは福祉サービスを提供する者の名称、これらの者と当該病院又は診療所との間における施設、設備又は器具の共同利用の状況その他の当該病院又は診療所と保健医療サービス又は福祉サービスを提供する者との連携に関する事項
十　診療録その他の診療に関する諸記録に係る情報の提供、前条第三項に規定する書面の交付その他の当該病院又は診療所における医療に関する情報の提供に関する事項
十一　当該病院又は診療所において提供される医療の内容に関する事項（検査、手術その他の治療の方法については、医療を受ける者による医療に関する適切な選択に資するものとして厚生労働大臣が定めるものに限る。）
十二　当該病院又は診療所における患者の平均的な入院日数、平均的な外来患者又は入院患者の数その他の医療の提供の結果に関する事項であって医療を受ける者による医療に関する適切な選択に資するものとして厚生労働大臣が定めるもの
十三　その他前各号に掲げる事項に準ずるものとして厚生労働大臣が定める事項

第七三条　次の各号のいずれかに該当する者は、これを6月以下の懲役又は30万円以下の罰金に処する。

なお、告知・広報活動をより効果的に進めていく上で、特に留意していただきたい点は、以下の３点です。
- ●統一したイメージを作ること
- ●話題性があること
- ●思いや共感を伝えることのできるホームページを開設すること

統一したイメージ作り

最近の消費者はイメージの良し悪しで商品を選ぶ傾向にあります。これは商品が供給過剰となり、しかも商品の品質に差が少なくなったためです。この傾向は、過密傾向にある診療所にも見られます。したがって、診療所にとってもイメージ作りが重要になっています。

診療所の最初のイメージを作るものとしては、

> ▶診療所名、シンボルマーク、カラーなどのデザイン
> ▶ホームページ、チラシ、パンフレット、看板、DM、招待状、イベント、キャンペーンなどの広告・広報活動
> ▶建物と立地選定

などがあります。これらから受けるイメージがバラバラだと、印象が弱くなり、効果的な良いイメージを与えることはできません。

したがって、まず、経営方針・治療方針といった診療所の基本コンセプトを明確にした上で、基本コンセプトをイメージできるデザイン、広報活動を実施しなければなりません。

話題性があること

イメージが統一されていても、それが広く認知されなければ意味がありません。認知される一番の方法は口コミですが、口コミによって認知されるためには、何等かの話題性がなければなりません。例えば、医療機関の広告として最もポピュラーなものに看板があります。しかし、世の中に看板があふれている現下で、これまで医療法によって掲載事項が制限されていた中での医療機関の看板は、個性がなく、ほとんど注目されませんでした。

しかし、色、形、大きさを工夫することだけでも人々の話題になれば、それだけでも認知率を大きく向上させることもできます。
　以下では、手段別のポイントを整理していますので、ご参照ください。

A．建物外装

　診療所を認知させる手段として、最もポピュラーなのは広告・看板ですが、診療所の存在そのものを最も強烈にアピールするものは、やはり、診療所の建物からくるイメージです。

　同じ診療所でも、近代的で明るく、とても清潔感にあふれた診療所と、一戸建てを少しばかり改造したような診療所とでは、近隣住民の印象もかなり違ってきます。したがって、建物の設計段階では外装にもいろいろと工夫を凝らし、地域住民に好ましい印象を与えるものにすることに留意する必要があります。

　ただし、建物は看板などのように簡単に交換・取外しができないため、奇抜なデザインをして、評判が悪ければ最悪の状態になります。向こう５年間ぐらいを想定して慎重に検討することが必要です。

 外装設計のポイント

- ▶診療所名、シンボルマークをアピールする
- ▶シンボルマークが、何かモノを型どったものであれば、その実物を屋根・玄関口に設置する
- ▶シンボルカラーをアピールする
- ▶注目度の高いものにする
- ▶注目度の高いカラーを使う
- ▶斬新なデザイン、入りやすい雰囲気を持たせる
- ▶明るい雰囲気
- ▶建物の顔（入口正面から見た形状）が美しい

B．看板

　医療機関は、掲載事項が医療法によって規制されているため、工夫するポイントが限られてきます。特に看板は費用の割に効果が少ない場合もありますので、費用対効果を十分検討して設置するようにしてください。

看板のポイント

- ▶設置場所…………自院に近いところで、人通りが多く、しかも滞留する場所を選ぶ
  例：バス停、交差点
- ▶大きさ、形、色……とにかく目立つようにする

C．求人・開業広告

医療法により、医療機関の広告宣伝はかなり制限されていますが、決して、禁止されているわけではありません。また、開業前は、医療スタッフ募集をかねて、告知・広報活動が行われるのが一般的です。

 広告・宣伝のポイント

- ▶広告媒体…………各媒体の特徴をつかんで、できる限り多くの人に見てもらえるものを選ぶ
  予算が許すなら、できるだけ多くの媒体を使う
- ▶広告内容…………デザインや色を工夫する
  広告、各種案内には、来院の仕方を必ず明記する
  求人広告の場合は、経営理念や医療スタッフの処遇についてもアピールし、より好ましいイメージを与えるようにする

 広告の種類と特徴

- ▶電柱広告…………矢印で案内することにより、一つの目印となる
- ▶電話帳広告………今まで診療所を利用したことがない人、急患が対象となる
- ▶町内会報…………町内会活動への協力、地域への浸透という意味で効果的である
- ▶団地名簿…………団地名簿の便利帳欄に掲載してもらうとよい
- ▶折込広告…………地域を限定して広く伝えることができるが、一時的である

▶バス内放送…………何度も聞いてもらうことにより、名前を覚えてもらう
▶ホームページ………広告規制の影響を受けないので、表現に自由度がある

D．挨拶まわり

開業前に、必ず院長先生自ら挨拶まわりをすることにより、地域住民と直接コミュニケーションを図ります。

 挨拶まわりのポイント

▶ツール………………診療所パンフレット・名刺・ノベルティーを作成し、挨拶まわりの時に配布する。
▶挨拶まわりの範囲……近隣の商店主、町内会長、医師会長等地域のオピニオン・リーダー的存在のところは、極力まわるようにする。
事業所等は開業後の拠点となるので、必ず挨拶しておく。

E．近隣住民との交流

開業前、開業後、地域の催しものに積極的に参加するなど地域住民と交流する機会を積極的に持つことが大切です。

F．内覧会の企画・開催

開業前に内覧会を開き、地域住民に新しい診療所ができたことを広く知らせることは大変有効です。

開催の最大のポイントは、できるだけ院内で開催し、院内の設備や雰囲気を知ってもらい、良い評判が流れるようにすることです。そのため、オピニオン・リーダーになってくれるような人については、できるだけ招待することが肝要です。

 内覧会のポイント

▶話題性のある企画を立案する。マスコミ等に案内しておけば、パブリシティとして取り上げてくれることがある。
▶内覧会開催の広報を事前にし、話題が広がるようにしておくことが大切。

▶地域の協力者、オピニオン・リーダーを含め、他診療所の医師・医師会・医師会関係者も招待しておくとよい。

7-3　初診患者の確保

（1）選択率の向上

　認知率がいくら高くても、地域に他の競合診療所がある場合、その中から自院を選択してもらえなければ、患者さんは来院してくれません。したがって、初診患者を確保していくためには、自院の選択率をいかに向上させるかということが大切になってきます。

　特に、開業後において経営がスムーズにいくかどうかは、初診患者の確保にかかっておりますので、最重要課題として取り組む必要があります。

　ところで、地域住民は、どのような視点で診療所を選択するのでしょうか。

　以下の資料は、当会で実施した「診療所の選択理由」に関するアンケート結果です。

　この結果によって分かることは、

〈診療所の選択理由〉

	人数	指数	％
回答者数	4,764	1.0000	
選択理由	5,110	1.0726	100.0
1．紹介されて	939	0.1971	18.4
2．治療が良いから	541	0.1136	10.6
3．対応が良いから	272	0.0571	5.3
4．施設や設備が良いから	26	0.0055	0.5
5．費用が安いから	25	0.0052	0.5
口コミ計（1～5）	1,803	0.3785	35.3
6．外観が立派だから	38	0.0080	0.7
7．通院に便利だから	2,574	0.5403	50.4
8．医師の知合いだから	157	0.0329	3.1
9．夜間診療をしてくれるから	272	0.0571	5.3
10．その他	266	0.0558	5.2

> **「通院に便利」という理由で診療所を選択する患者さんが約半数を占める**

ということです。

　このことは逆に、どんなに評判が良く、口コミが広がっていても、「通院に便利だから」という理由で診療所に来ている患者さんを経営上無視することはできないということを示しています。立地の選定には、慎重な調査と検討を要するという所以は、まさにこのことにあります。

　ところで、診療所の選択理由としては、「通院の利便性」の他に、「紹介されて」あるいは「治療が上手」といった項目が挙げられています。これらの理由は各人の主観によるものであり、「（治療が上手と）紹介されて」「治療が上手（と勧められて）」とは、厳密に分けることが出来ません。また、紹介の内容についても診療所の紹介カードなどによるものなのか、単に口頭で紹介されたのかは判定出来ません。

　そこで、これらの選択理由は、「人からそのように聞いた」という観点から一括して、「口コミによる来院」ということでまとめてみることにしました。そうしますと、「口コミによる来院」は、1,803件となり、

> **3人に1人は、何らかの口コミ情報によって来院している**

ということになります。

　以上により、診療所の選択理由は、

> 「通院の利便性」と「良い口コミ」の2つに大別でき、地域住民は、その双方を考慮して診療所を選択している

と結論づけることができます。

　なお、「通院の利便性」は、立地選定時の課題ですので、本章では、特に「良い口コミの形成」という視点から対策を検討することにします。

（2）良い口コミの形成に向けて

「良い口コミ」を形成していくために、特に重視しなければならないポイントとしては以下の3点を挙げることができます。

> 1）来院した患者さんに良い印象を持ってもらうこと
> 2）地域のオピニオン・リーダーと好ましい関係を持つこと
> 3）悪評に対しては素早く対処すること

〈1〉来院患者に良い印象を持ってもらう

　良い口コミを形成していくためには、何よりも大切なことは、「来院した患者さんに良い印象を持っていただくこと」です。このことについては、誰も異存のないところであると思います。

　特に、開業した診療所に来院される患者さんは、そのほとんどが、今まで他の診療所に通っていたと考えられます。しかるに、新しく開業した診療所に来院するのは、従来の診療所の診察や治療に十分満足していないからだと考えられ、それだけに、非常に大きい期待をもって来院されると考えなければなりません。

　そのような患者さんに対し、仮に満足のいく医療サービスを提供することができず、不満を与えてしまった場合、その患者さんは、「新しくできた診療所は大したことがなかった」といった評判を振りまいてしまうことになりかねません。

　逆に、その患者さんを大いに満足させるサービスを提供できれば、その患者さんは自慢話として診療所の評判を積極的に広めてくれることも期待できます。

　したがって、来院した患者さんには、

> 必ず医療サービスに満足していただくという姿勢で、患者さんを迎え、治療に当たること

が重要になります。

そして

> この診療所なら信頼できるという印象を持っていただく

ことがポイントになります。

なお、患者さんに満足してもらうために、どのようなサービスを提供しなければならないかにつきましては、第6章で体系的に説明しておりますので、ご参照ください。

〈2〉地域のオピニオン・リーダーとの関係づくり

　オピニオン・リーダーとは、「その発言が、その構成員の意思や行動に影響力を持つ人」のことです。それでは、地域において影響力のある人といった場合、どんな人が思い浮かぶでしょうか。少し考えてみますと、町内会長、医師会長、商店主、事業主など様々な方々が浮かんできます。

　ところで、口コミは、医療サービスを受けた人によって広がっていく側面がありますが、開業前後においては、まだ治療を受けている人が少ないわけですから、これらの地域のオピニオン・リーダーの発言は、大変大きな意味を持ちます。例えば、「今度開業される診療所の院長は、非常に気さくな方で親切だ。一度行ってみたらどうだ」と何かの機会に発言してもらえば、それにより、来院を促進することにもつながってきます。

　また、これらの方々は、通常、広い人脈を持ち、いろいろな方々と接する機会を持っておられます。したがって開業前から良好な関係を作っておけば、その関係者から問い合わせがあった時に、紹介していただける可能性が出てきます。また、その方を通じて、関係者の会合で自院をアピールする機会を設けていただくことも可能になります。

　なお、地域のオピニオン・リーダーとの関係づくりに向けては、地域で影響力のある人を近隣の人に聞きリスティングし、特に関係づくりが必要だと思われる人を絞り込み、計画的にアプローチすることが肝要です。

〈3〉悪評に対する素早い対処

　ところで、良い口コミを形成するために、いろいろと努力していても、悪い

評判が立つ場合があります。また、それをうっかり見過ごしていたために、後で大変な苦労を強いられるということがしばしば起こります。

〈悪評の5つの法則〉

> 第1法則　悪評は自院の患者さんによってまず作られる
> 第2法則　悪評は千里を走る
> 第3法則　悪評はデフォルメされる
> 第4法則　2人以上の悪評は真実となる
> 第5法則　悪評を取り消すには過去を断ち切るしかない

これら5法則からもお分かりいただけるように、悪い評判は、良い評判と違って、デフォルメされ広がっていきます。いわば、自院の診療圏内に発生した癌細胞のようなものですので、うっかり見過ごしますと、診療所が立ち上がらないばかりか、死に至らしめてしまいます。

したがって、自院に対する悪評が広まらないように事前に対策を打つと同時に、悪評が広まっていることが判明したならば、素早い対処ができるようにしておかなければなりません。そのためにも、以下の点については、十分留意し、対策を検討しておいていただくことが肝要です。

> 1）チェックの結果、入手した情報は過小評価してはいけない
> 2）小さなクレーム現象を入手できるシステム設計を行う
> 　　（受付のノートに記録する、院内アンケートを実施するなど）
> 3）医療スタッフから正しく情報が上がってくるような人事管理、教育を予め実施する

7－4　中断・転院の防止

（1）中断・転院の原因

　歯科医院など、患者さんに何度も継続して治療にきてもらう診療科では、中断や転院についても考えておく必要があります。

　せっかく来院していただいても、思ったような医療サービスを受けられなかった場合、診療途中で患者さんが来院しなくなったり、他に転院することが起こります。これでは、いくら認知率や選択率を向上させる施策を打っても、患者数は増大していきません。

　したがって、常に患者さんの中断・転院がないかをチェックし、中断・転院が起こらないようにするための施策を検討しておくことが重要になります。

　ところで、せっかく来院していただいた患者さんが、なぜ中断、あるいは転院されるのでしょうか。以下の資料は、当会が実施した診療圏調査で得られた「診療所の非選択理由」に関するデータです。

〈診療所の非選択理由〉

	人数	指数	％
回答者数	4,027	1.000	
非選択理由（1.～8.）	1,215	0.302	100.0
1．説明しない	56	0.014	4.6
2．治療が下手	284	0.071	23.4
3．治療期間が長い	86	0.021	7.1
4．対応が悪い	67	0.017	5.5
5．待たされる	95	0.024	7.8
6．通院に不便	195	0.048	16.0
7．費用が高い	74	0.018	6.1
8．その他	358	0.089	29.5

　この表からも分かるように、「非選択理由」は、「治療が下手」「通院に不便」という回答が中心であることが分かります。

　注意しなければならないことは、「通院に不便」という理由で、ある診療所を選択していない患者さんが、他の診療所を「通院に便利」だからという理由

で選んでいるのかどうかということです。そして、「通院に不便」という理由以外に複数回答している患者さんがどの程度いるのかということです。なぜならば、「通院に不便」という理由は、「タテマエ」とも考えられるからです。

　もともと患者さんは、「通院に便利」なところを選ぶ傾向があり、反対にいえば、「通院に不便」なところは、はじめから除外されることが多いのです。しかしながら、評判に誘われて少々不便な診療所に通ってみて、途中で「やっぱりやめた」と、転院してしまうのです。

　このような患者さんは、「通院が不便」という理由で転院したのでしょうか。もちろん、そういうケースもあるでしょうが、次のように考えることもできます。

> 評判を聞いて行ってみたが、大したことはなかった

> したがって、不便なところにわざわざ出かけていくよりも、近いところに行ったほうが良い

> だから、あの診療所に行かない理由は通院に不便

　このようなメッセージが本音として隠れているのかもしれません。

　また、非選択理由をよく見ると一種の共通項があることに気付きます。

　例えば、「治療費が高い」については「なぜ高いと感じるのか」という理由を考えてみることが重要です。なぜなら、保険診療の場合、同じ治療であれば、治療費の差がないはずだからです。それなのに、なぜ高いと感じたのか、調べてみる必要があります。調べてみれば、おそらく、「なぜ今日の治療費が高くなったのか」を患者さんに十分説明せず、納得してもらっていなかったためであると分かるはずです。また、「治療期間が長くかかる」「治療時間が長い」といった意見にしても、前もって治療計画を提示したり、治療時間についても患者さんの希望を確認した上で了解を得ておけば転院に結びつく不満にはならなかったと考えられます。

このように、さまざまな非選択理由の中で、「説明不十分が原因」というメッセージが隠されているものを加えていきますと、かなりの数になると考えられます。したがって、患者さんとの各接点において、コミュニケーションに十分気を遣った対応が求められます。

　ところで、何といっても非選択理由のトップは「治療が下手」ということです。この評価は診療所にとって致命的な評価です。患者さんにとって、診療が自分の体に対して行われるものであり、下手に診療をされた場合、歯科であれば、一生その歯を失ってしまうことにつながりますから診療が下手と判断した場合、その患者さんは二度と自院を選択することはないでしょう。
　診療が下手といわれる多くのケースは「痛み」を伴うものであったりと様々ですが、子細に調べていきますと、一概に「医師の腕が悪い」といえない場合が多々あります。
　例えば、説明不足による場合もあるのに、患者さんは医師の腕として見ているのです。

　大切なことは、このような不満が発生していないかどうかを絶えずチェックし、小さなクレームでも見過ごさないということです。また、「治療が下手」という非選択理由の中には、「診療に伴う一連のサービスの中に不満がある」というメッセージをよく汲み取ることです。そして、診療所に対する様々な要求（ニーズ）のメッセージとして捉え、対応策を検討していくということです。
　例えば、

> ▶診療期間が長い　⇒　診療回数を少なくして、早く終わらせて欲しい
> ▶説明が不十分　　⇒　もっと説明して欲しい
> ▶診療技術に不安　⇒　診療技術をもっと向上させて欲しい

といったメッセージとして読み解き、サービスの内容やコミュニケーションの仕方を改善していくことが重要になります。

(2) 中断・転院防止に向けて

中断・転院の原因をもう少し具体的に整理しますと、次のようになります。

> (1) 表面上の不具合が（一時的に）なくなった場合、応急処置で痛みが消失した場合など
> (2) 診療内容に満足できない場合、診療技術に不安がある場合、医師と十分な信頼関係ができていない場合、医師が途中で変わった場合など
> (3) 診療期間に不満や不安がある場合、数回来院したが診療期間（予定）が説明されない場合など
> (4) 接遇・応対に不満な点がある場合など
> (5) 費用に対する不満がある場合、自由診療を勧められた場合など
> (6) 忘れていた、急な仕事や用事ができた場合など

これらの理由の内、(1)、(6) 以外は、悪い評判の原因となりかねないものです。

また、(1)、(6) にしましても、中断・転院の言い訳として使われる場合がありますので留意しておいてください。

なお、上記の理由の大半は、医師や医療スタッフと患者さんとのコミュニケーションの問題に起因しているといっても過言ではありません。次ページに中断・転院理由別の対応ポイントを整理していますので、ご参照の上、自院での具体的な対応策を検討し、医療スタッフに徹底するようにしてください。

〈診療中断・転院理由別対応のポイント〉

理由別パターン	特徴的なパターン	対応策
1. 表面上の不具合がなくなった（痛みや腫れが引いた）	応急的な診療が終わった患者さんに多い	完全に治療しないと、いずれもっと悪くなることを警告、アポイントを取る

2. 診療内容や診療技術に不満（「痛かった」「痛くない歯を削られた」）	通院開始から間もない患者さんや、担当医師が変わった場合	やむを得ない痛みの場合は説明する、処置・調整のための来院を促す
3. 診療期間に不満や不安がある	診療期間の説明不十分 長くかかると分かった	診療期間について説明、適切な期間の相談をする
4. 接遇・応対に不満がある（待たされた等）	通院後、短期間の患者さんに多い	診療途中であることを訴え、優先的なアポイントを取る
5. 費用に対する不満（自費を勧められた、いつもより請求額が高い）	自由診療を勧めた患者さんに多い	材料や治療方法により費用が異なることを説明、相談のためのアポイントを取る
6. 忘れていた、急な仕事や用事ができた	明確な理由がない場合の言い訳にも使われる	相手を非難する態度を避け、アポイントを取る

　ところで、中断・転院を防止するためには、基本的に以下の２つのことを実施する必要があります。

> １）中断が分かればすぐ対応し、転院しないようにする（個別対応）
> ２）中断・転院の原因を調べ、対応策を検討する（全体対応）

　１）に関しては、特に無断キャンセルが発生した時、早めに（当日、もしくは翌日）必ず患者さんに電話連絡を入れ来院を促すことが大切です。また、前掲の対応ポイントを踏まえ、できるだけ「中断患者対応マニュアル」などを整備し、医療スタッフに徹底するようにしてください。
　２）に関しては、中断・転院の状況を原因別に常につかめる管理体制を整備することが重要になります。また、具体的な対応策の検討に当たっては、サービス内容や人材教育の内容の見直しを行う必要があります。
　これらの管理方法については、参考資料で詳しく解説していますので、ご参照ください。

7－5　愛顧患者化の促進

　患者さんがある程度来院するようになると、次に大切になるのが愛顧患者を作ることです。
　なぜなら、愛顧患者は、

> （1）　悪評をブロックする
> （2）　よい評判を広める

ということを実施してくれるだけでなく、

> （3）　直接患者さんを連れてくる（紹介する）

といった3つのことを院長先生、医療スタッフに代わって実施してくれるからです。
　したがって、一人でも多くの愛顧患者を作ることが、患者さんの獲得、ひいては診療所の成長・経営安定化を図ることになると考え、重要課題として取り組む必要があります。

　それでは、いかにして愛顧患者を作るか、その方法を検討してみましょう。

〈1〉愛顧患者づくりのベースは良い医療サービス

　愛顧患者を作るといっても、そのベースになるのは、やはり医療サービスです。
　医療サービスが他院と比べて見劣りするようでは、自院へ継続して通院してもらえませんし、愛顧患者もできないことになります。
　さらに、愛顧患者を作っていくには、医療サービスにおいて何らかの特色を作ることが大切になります。何か他院にないサービスがあり、それが、継続来院を促進し、愛顧患者を作っていくのです。
　例えば、院長先生の手作りのメッセージによる患者さんとのコミュニケーションも他院との差別化を図る有効な方法になります。

〈2〉愛顧患者の様々なレベル

ところで、愛顧患者と言いましても、いくつもの段階（レベル）があります。

> ▶ 継続し来院してくれている患者さん
> ▶ 知人や友人を紹介してくれる患者さん
> ▶ 診療所の様々な施策に協力してくれる患者さん

　転院することなく、継続して来院してくれる患者さんを一人でも多く作ることは、自院の経営を安定させるためにも、きわめて重要なことです。愛顧患者づくりは、まずこの点から始めなければなりません。 しかし、次の段階では、知人や友人を紹介してくれる愛顧患者づくりを目指す必要があります。さらには、自院の認知率を上げるために積極的に関係団体に働きかけてくれる熱烈な愛顧患者（ファン）を作ることもあわせて考えていくことが重要です。

　なお、この段階になりますと、単に良い医療サービスだけでなく、それ以外の方法も検討していかなければなりません。

■ 会員制システム

　愛顧患者を獲得するためには、まず、患者さんにとってのメリットを創造する必要があります。

　しかし、単にプレゼントを贈ればよいということではありません。患者さんに対して「ステータス」の提供を心掛けることが重要です。

　つまり、歯科であれば、「あなたは歯科に関する知識が豊富であり（デンタルＩＱが高く）、私どもの診療所からみればハーフ・エンプロイのように大切な方である」ということを相手に認識させ、相手がそれを自慢に思うようなサービスをシステムとして提供するということです。

　また、自慢に思うという心理の背景には、モノのサービスとココロのサービスの２つの側面を考える必要があります。前者であれば、自由診療料金の値引きや歯ブラシなどの無料提供（新商品の試用対象者など）、専門書籍や専門誌、院外報の提供、イベントへの招待などがあります。

　後者には、院長先生や医療スタッフとの交流会の実施などがあります。患者さんは普段医師や医療スタッフと親しく話す機会がないだけに、個人的な交流

を持てるというのは、意外と患者さんのステータスをくすぐるものです。あるいは、定期的な無料検診の実施も大変有効な方法です。

新規開業後すぐに会員システムを構築することは無理であっても、中長期的な視点で準備を進める必要があるでしょう。

■ 患者吸引策の整理

それでは、以下の検討手順にしたがって、自院の患者吸引策を検討し、その準備・実施に向けての行動計画を作成してください。なお、検討結果は、「患者吸引策検討シート」にまとめてください。

| 手順1 | ：「患者吸引策検討シート」の区分ごとに、患者吸引に向けて取り組むべき課題を列挙し、「活動テーマ」欄に整理してください。 |

| 手順2 | ：手順1で上げた各活動テーマを具体的に進めていくために、どのような準備や行動が必要であるかを検討し、「準備・行動」欄に整理してください。 |

| 手順3 | ：各準備・行動項目をいつ実施するかを検討し、事例を参照してスケジュールを決めてください。 |

第7章 患者吸引策の検討

〈患者吸引策検討事例〉

患者吸引策検討事例

活動テーマ		準備・行動	スケジュール					
			半年以上前	半年～3カ月前	開業前3カ月	開業	開業後3カ月	4カ月以降
(1) 開業告知活動	・看板 ・開業広告 ・拠点まわり ・内覧会	▲電柱、駅構内看板の検討 ▲業者選定、依頼 ▲広告文作成 ▲広告会社依頼 ▲訪問先リストアップ ▲挨拶文、粗品の用意 ▲挨拶まわり ▲企画、準備、案内 ▲開催						
(2) 初診患者確保	・来院患者に良い印象を ・地域オピニオン・リーダーとの関係づくり	▲丁寧な応対 ⇒当診療所の基本理念、特色 ⇒患者紹介のよびかけ ▲院内掲示物の準備 ▲開院前、開院後の挨拶						
(3) 中断転院防止	・中断・転院対応策の検討 ・中断・転院原因調査、対応	▲無断キャンセル患者への対応 ⇒対応マニュアル化 ▲現状調査 ▲対応策の検討						
(4) 愛顧患者化	・会員組織化	▲会員システムの検討 ▲呼びかけ ▲イベント企画						

患者吸引策検討シート

〈患者吸引策検討シート〉

活動テーマ	準備・行動	スケジュール					
		半年以上前	半年〜3ヵ月前	開業前3ヵ月	開業	開業後3ヵ月	4ヵ月以降
（1）開業告知活動							
（2）初診患者確保							
（3）中断転院防止							
（4）愛顧患者化							

第8章

人材の採用と活用

人材の採用と活用

　これまで、医療サービスの内容及び患者さんの吸引策について検討してまいりました。しかし、これまで検討してきた諸施策は、院長先生だけでは到底実施できません。先生に協力してくれる医療スタッフを集め、その力をフルに活用していく必要があります。

　そこで以下では、医療スタッフの採用、業務の分担、教育・訓練、さらには動機づけの方法等について解説致します。

8－1　医療スタッフ採用の進め方

　医療スタッフの採用は、開業後どのような医療サービスを、どのように提供していくかをよく検討した上で、開業前から早めに取り組むことが大切です。開業したけれど、必要な医療スタッフが揃わなかったために、せっかく来院してくれた患者さんに迷惑をかけたり、教育が行き届かなかったために悪い印象を持たれることがないようにしなければなりません。

　医療スタッフの採用に当たって、その大前提として留意しておいていただきたいことは、「優秀な医療スタッフを求めても無理だ、誰でもいいから来てくれればよい」という風に初めから考えないということです。

　なぜなら、医療スタッフの能力如何によって、開業後の患者数が大きく変わるからです。

　「院長先生は診療所の頭脳であり、受付は診療所の顔である」とよく言われます。それだけ診療所を代表する存在であり、その役割は広範囲にわたり、その働きによって患者動向は大きく左右されます。また、どんなに優れた看護技術を持った看護師がいても、応対の場で悪い印象を与えてしまえば、それがそのまま、自院の評判となり、「新しい診療所も大したことはない」ということになってしまうからです。これでは、競合診療所がある地域で、到底新しい患者さんを獲得していくことはできません。

　逆に、受付・応対が非常に良く、好印象を与えることができれば、「新しい」ということと共鳴して、好ましい評判を生み、患者さんが患者さんを呼んで来ることになります。

　したがって、新しい診療所だからこそ、何としてでも優秀な医療スタッフを

採用しようという決意で採用活動に取り組むことが肝要です。

ところで、優秀な医療スタッフを確保したいと思いましても、現状は極めて厳しい状況にあります。

第一に、20代・30代の医療スタッフ求職者が減少傾向にあります。

平成26年度版「ナースセンター登録データに基づく看護職の求職・求人に関する分析報告書」によりますと、30代以下の求職者数の推移が減少傾向にあり、特に20代の減少が大きくなっています。

また、希望している雇用形態別にみますと、常勤を希望する求職者が減少傾向にある一方で、臨時雇用を希望する求職者は増加傾向にあります。

つまり、専門資格を取得したにも関わらず診療所へは就職したくないと思うほど、今や医療従事者という職業は、若い女性にとって魅力的でなくなってきているのです。

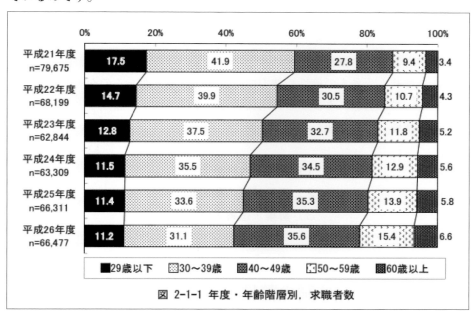

図 2-1-1 年度・年齢階層別．求職者数

(資料出所：日本看護協会「平成26年度ナースセンター登録データに基づく看護職の求職・求人に関する分析報告書」)

表2-4-1 年度・雇用形態別，求職者数

	平成21年度		平成22年度		平成23年度		平成24年度		平成25年度		平成26年度	
	人数(人)	割合(%)	人数(人)	割合(%)	人数(人)	割合(%)	人数(人)	割合(%)	人数(人)	割合(%)	人数(人)	割合(%)
常勤（期間に定めのない雇用）	45,457	57.1	37,945	55.6	34,685	55.2	34,333	54.2	36,244	54.7	36,659	55.1
非常勤（期間に定めのある1カ月以上の雇用）	28,636	35.9	24,650	36.1	21,926	34.9	22,301	35.2	23,340	35.2	23,570	35.5
臨時雇用（期間が1カ月未満の雇用）	5,582	7.0	5,604	8.2	6,233	9.9	6,675	10.5	6,727	10.1	6,248	9.4
全体	79,675	100.0	68,199	100.0	62,844	100.0	63,309	100.0	66,311	100.0	66,477	100.0

（資料出所：日本看護協会「平成26年度ナースセンター登録データに基づく看護職の求職・求人に関する分析報告書」）

第二に、医療スタッフ個々人の適性・能力レベルにかなり格差があります。

看護師をはじめ医療スタッフは、院長先生のアシスタントとして様々な役割を果たさなければなりません。いくら看護師といった資格を持っていたとしても、単に診療の補助だけをしていればよいというものではありません。ところが、誰でもこれらの業務をてきぱきとこなしていけるかというと、決してそうではありません。各人の適性や能力には、かなり格差があるのが実情です。

したがって、医療スタッフの採用に当たっては、以下の諸点をよく検討し、きちんと準備して取り組むことが肝要です。

> 1）受け入れ体制の整備
> 2）採用基準の明確化
> 3）募集・選考方法の確立

（1）受け入れ体制の整備

医療スタッフの採用において、まず重視しなければならないことは、

> 自院に必要な人材を選択できる立場に立つために、医療スタッフにとって魅力的な環境を整備し、応募者が多数集まるような状況を作る

ということです。

これから開業する場合は、実績がないという弱点はありますが、逆に、これ

までのしがらみがないことから、比較的斬新な施策を打ち出すことができます。
　ところで、看護師の平均年齢は37.7歳となっています（平成27年職種別民間給与実態調査）。この年代の女性にとって魅力的な職場とは、どのようなものでしょうか。その主なものを列挙しますと以下のようになります。

1）おしゃれな立地
　住居から診療所までの交通が便利なことはもとより、診療所の立地や建物などもオシャレであるかどうかが、女性の職場選択の大きな要因となります。

2）高い収入
　労働を、余暇の費用を得るための手段程度にしか捉えていない人もおり、仕事の内容よりも給与額が動機づけとなる人も多くいます。

3）短い労働時間、多い休暇
　ライフスタイルがあくまで余暇中心になってきているため、労働時間が短くて休暇（特に有給休暇）が多いことが魅力となります。

　実際に求人広告を出しても、少し交通の不便な都市近郊の診療所では、少しくらい給与を高めにしておいても応募がなかなかないのに対して、若者が好むような繁華街に近い立地の診療所では、求人広告を出しただけで応募者が殺到するといいます。
　なお、これらは、一般的に好ましいと考えられる労働条件ですが、真剣に医療・医業に取り組もうという意欲の高い人材にとっては、次の2点がより重要になります。

4）能力に応じた給与・仕事
　真剣に医療・医業に取り組みたいと考えている人にとっては、能力を正当に評価され、能力に応じた給与が得られ、また、能力を十分に発揮できる仕事が得られることが重要な選択基準となります。

5）能力向上のための教育・研修制度
　このような人材は、自分自身の能力を高めたいという意欲を持っているため、教育・研修制度が充実していることも選択基準の一つになります。
（教育制度、人事評価制度については、後述していますのでご参照ください。）

ところで、これらの5項目を最初から全て満たすことは、もとより困難であると考えられます。

そこで、何か一つでも結構ですから、他診療所にない魅力を作り上げることを考えるようにしてください。

（2）採用基準の明確化

採用に当たって、次に重視していただきたいことは、

> 自分が目指す経営理念、医療方針を実現してくれる人材像を明らかにし、それに見合った採用基準をできるだけ細部にわたって設定する

ということです。

いくら医療スタッフが欲しいといっても、誰でもよいというわけではありません。

院長先生を補佐し自院の方針を実現してくれる人材でなければ、採用した意味がありません。また、この点をおろそかにすると、後で取り返しのつかないことにもなりかねません。

例えば、子どもを主要ターゲットとした診療所経営を目指そうとしているのに、採用した医療スタッフが子ども嫌いでは、どうしようもありません。また、人物面に問題が無くても、性格が合わず、業務に支障を来すようなことも起こりえます。さらに、技術的に優秀でも、自分の能力を誇示するようなタイプでは、他の医療スタッフとの間に摩擦が生じ、診療所全体の効率を悪くします。

なお、採用基準を作成するに当たっては、まず、自院の経営理念や医療方針をベースとして、

> 【自院にとっての理想的な医療スタッフ像】
> ◆　あるべき姿
> ◆　理想とする水準

を描いてみるとよいでしょう。その上で、理想的な医療スタッフ像に見合うかどうかを判定する基準を決め、具体的な方法を検討します。

　次ページに採用基準の検討事例を掲載していますので、ご参照の上作成してみてください。

－事例－「理想の医療スタッフ像」

1. ○○診療所で働く医療スタッフは、

> ▶医療従事者であることにプライドを持っていなければならない
> ▶常に現状に甘えることなく、創意工夫を行い、問題解決に向け努力しなければならない
> ▶患者に不快感を与えぬよう、清潔にしなければならない－容姿の美しさは心の輝きである－

2. 理想水準

要素		理想水準	判定方法	判定基準
資格	看護師 受付・事務	大学・短大卒	履歴書 卒業見込証明書 看護士免許証	
性格		情緒安定 外向性の性格	面接	社会性があり安定している 生活環境がよい
年齢		28歳まで（独身）	履歴書	
医療に対する考え方		明確な考えを持っている 人に親切 以前の勤務先 家庭環境	面接	志望動機が明確 思いやりがある 子供好き 退職理由 家族構成・職業
容姿		清潔感・笑顔に好感がもてる	面接	化粧・爪・髪型 服装・持ち物

第8章 人材の採用と活用

診療所理想の医療スタッフ像

診療所理想の医療スタッフ像

1．当院で働く医療スタッフは、

```
┌─────────────────────────────────┐
│                                 │
│                                 │
│                                 │
└─────────────────────────────────┘
```

2．理想水準

要素	理想水準	判定方法	判定基準

※「要素」の欄に自院に必要な項目を設定し、理想水準等を検討してください

（3）募集・選考方法の確立

これまで検討してきた、

> 受け入れ体制の整備…自院の魅力をつくり、多くの応募者を集める
> 採用基準の明確化……自院の理想の医療スタッフ像に近い人材を採用する

といったことは、採用に当たっての前準備に関するものです。

しかし、具体的な採用に当たっては、医療スタッフの募集方法や面接、選考方法などを検討し、募集→説明会→面接→選考といった一連の活動を計画的に実施していかなければなりません。

特に、新規開業の場合は、医療スタッフの教育を開業前から実施しておく必要がありますので、開業数カ月前から、これらの活動に取り組む必要があります。

そのために、以下のことを検討し、実施する必要があります。

> 1） 様々な方法で、多角的な求人活動を展開する
> 2） 自院のアピールポイントを明確にし、訴求する
> 3） きちんとした選考基準・手続きに基づき選考する

1）については、募集ルート（募集媒体）の選定とキャッチコピーが最も大切な要素になります。

媒体の選定に当たっては、それぞれの媒体の特徴（次ページ参照）を把握しておき、媒体が配布される地域・利用者層を考慮した上で、効率的であると考えられる媒体をいくつか利用してみるとよいでしょう。

また、媒体は、確実に採用しようとしているターゲット層の目にふれることが大切であるため、求人雑誌などの媒体だけでなく、看護師等へ、診療所のパンフレット・求人案内を直送するといった方法も検討してみる必要があります。

なお、今後のことを考えて、応募者がどの媒体を見て応募してきたのか、必ずチェックし、最も効果的な媒体を発見することも大切なポイントになります。

■ 主な媒体別の特徴と効果

① 新聞（一般紙）
地方版の求人欄に掲載するケースだが、信頼性が高く広範囲の多くの読者に訴求できるメリットがある。しかし、スペース的に限られ、一過性の割には費用も高い

② 求人情報サイト
求職者のための専門サイトであるだけに注目度が高く、広告寿命も長い。その割には掲載料は比較的割安。閲覧者数も多いが、掲載件数も多いため他の診療所との差別化が難しい

③ 新聞チラシ
特定の地域に限定して募集をかける場合に効果的。費用も安価だが、主な読者が主婦層に限られるため、若い女性をターゲットにする場合は、事前に住民層（読者層）を確認しておくことも必要になる

④ 屋外広告
手軽な媒体であり、費用も高くないが、ターゲットが限定できないという欠点がある。広告イメージもあまり高くなく、長期間放置していると慢性的な人手不足のイメージを広め逆効果になりかねない

⑤ ダイレクト・メール
限定したターゲットに狙い撃ち的な効果が期待できる手段だが、良い名簿が入手できるかがポイントになる

※名簿ということで、一般的に問題とされるのが、平成15年より施行された「個人情報保護法」だが、ダイレクト・メール（DM）そのものは違法ではない。ただし、DMが必要でない方へ、配信停止の連絡が出来るよう問い合わせ窓口は必ず明記する必要がある。その上で、今後は送らないでほしい（利用の停止）という要請には必ず応えなければならない。それを守らないと行政から指導などが入る可能性はある。現在のところ、不正に漏洩したとされる名簿等から取得しない限り、直ちに違法とはならない。ただし、直接本人から取得していない個人情報を使ってDM等の広告活動をする場合には、個人情報保護法18条2項に基づき、個人情報の取得の事実と、その利用目的を通知しなければならない。

2）については、「受け入れ体制の整備」で検討した内容を整理し、具体的にどのようにアピールするかをまとめておくことが大切です。話し方によっても、相手に与える印象が相当変わってきますので、具体的なトーク（話し方）も合わせて検討しておいてください。

　3）に関しては、「自分の能力・資質が認められて選ばれた」という意識を持たせるような演出を行うことが大切なポイントになります。
　その理由は、「自分を高く評価してくれた」、あるいは「自分は期待されている」ということを強く意識させることにより、動機づけを行うためです。

　ところで、「自分は選ばれた人間である」という意識をもたせるための第一の条件は、多数の応募者を集めることですが、それ以外に多段階による選考があります。
　例えば、第一段階が履歴書による書類選考、次に説明会を実施し、性格適正検査・能力検査・作文といった筆記試験、そして最後に面接試験というように、実際にはすべての応募者に対して行う場合でも、いかにも大勢の中から厳正に選考しているという雰囲気を出すことが大切です。

　なお、次ページに「採用活動スケジュールの事例」と面接時の留意点をまとめた「医療スタッフ面接チェックシート」を掲載していますので、ご参照ください。

採用活動スケジュールの事例

ステップ	参加人数	所要時間	内容	実施日
1）募集広告掲載			▶○○新聞の土・日求人欄又は折込広告に掲載 ▶専門サイトに一定期間掲載	
2）書類選考	20人		▶説明会の要領説明	
3）第一次選考	10人		▶書類選考の結果から不合格者にはその旨を通知、合格者には次回面接の案内	
4）個別面接	10人	20分／人	▶就職を希望する理由 ▶以前の勤務先の離職理由 ▶自分の信条 ▶その他、チェックリストの事項	

医療スタッフ面接チェックシート

チェック項目	目的	質問の事例	チェックポイント	採点
①論理的な思考性	・話の筋道をどれだけ論理的に組み立てて話せるかを見る	「3分以内で自己PRをしてみて下さい」	・相手の心をそらさず、上手に自分をプレゼンテーションしているか	1. 話の要旨が理解できない 2. たまに話が飛び理解し辛い 3. 普通 4. 優れた論理性が見られる 5. 非常に論理的かつ明快
②表現力	・自分の考えを正しく分かりやすく説明できるか ・使用語句の適切さ、表現方法等を見る	「手短に自己紹介してください」 「あなた自身を売り込んでみてください」 「あなたが他人に自慢できるものを挙げてみてください」 「自分をアピールしてください」	・思っていることを相手に伝えるだけの説得力があるか ・話題の展開が時系列的で、内容が具体的か	1. 聞く気を起こさせない 2. 聞き手を引きつけられない 3. 不愉快な話し方ではない 4. 自分のペースに引き込む 5. 対人感受性豊かな話し方
③積極性	・自ら進んでことにあたり常に前向きな生き方ができるか ・特にチャレンジ精神が旺盛かを見る	「あなたの目標を聞かせて下さい」 「あなたが長い間続けてきたものかれば聞かせて下さい」 「あなたは、失敗したときどんな態度や処理をとりますか」	・これといった目標がなく、なんとなく毎日を過ごしているタイプではないか ・他人と比較して、自分は劣っているというマイナス思考をしがちなタイプではないか ・意志力があり、常に努力を持続させることができるタイプか	1. 悲観的で暗いイメージ 2. 周囲に合わせた生き方 3. 常に前向きな姿勢の生き方 4. 自分の力で人生を切り開こうとしている 5. 成功イメージを持っている
④協調性	・他のスタッフと調和し医院の一員として、ふさわしい行動がとれるかを見る	「他人のことを、あなたはどんなふうにみていますか」 「自分の悩みを打ち明けられる友人がいますか」 「あなたは友人から相談をよくかけられますか」	・好感をもたれるタイプか ・友人に信頼されているか	1. 他人を遠ざける傾向がある 2. 気軽に他人に近づけられる 3. 他人から好かれそうな性格 4. 多くの友人を引きつける 5. 非常にオープンマインドで人を引きつける魅力がある
⑤情緒安定性	・不測の事態が生じたときに、どれだけ平衡を保っていられるかを見る	「あなたのストレス解消法はなんですか」 「あなたの友人が、あなたの欠点や短所を指摘したとき、どのように対処しますか」 「あなたに対しして友人が怒り出したら、あなたにはどのように対応しますか」	・他人との関係で、自己コントロールしながら、相手の性格にあった対応ができるか ・自分の感情をコントロールすることができるか ・どんな場面でも、緊張な対応ができるか	1. 神経過敏で、すぐキレつく 2. ときどき落ち着きがない 3. ほとんど平衡を保っている 4. 緊迫下でも自制が利きそう 5. 常に冷静でユーモアもある
⑥理解力、機敏さ	・他人の話をどれだけスムーズに理解し、適切に対応できるかを見る		・すべての面談の応対から総合的に判断する	1. 簡単な理解力にかける 2. 高度な理解力がある 3. 大半のことに理解力がある 4. 質問等を把握するのが早い 5. 理解力が非常に早い
⑦態度	・周囲の人に対して、どれだけ誠実な態度をとれるかを見る			1. 不遇、または呈らしない 2. 相手に不快感を与えない 3. 好感が持てキビキビしている 4. 好感度が高く続く 5. 非常に好感が持てる

・174・

8-2　医療スタッフの業務分担と教育

（1）適切な業務分担

　必要な医療スタッフが採用できれば、直ぐに取り組んでいただきたいことが、業務の分担と教育です。

　業務分担に当たっては、採用された人材の能力にもよりますが、まずは、業務内容を明確にして、業務を各医療スタッフに割り振るようにしてください。自分に与えられた業務が明確になることで、自分がどのような能力を身につけなければならないかが明らかになり、本人の自己啓発の目標も定まるからです。

　ところで、業務分担に当たっては、次のことが大切なポイントになります。

> 1）関連性の高い業務は細分化せず、1人で処理するように業務範囲を決める
> 2）関連性のない業務は、それぞれ独立した業務内容として分担する
> 3）単純な業務と質の高い業務も分けて分担する
> 4）業務量に極端な偏りが生じないように分担する
> 5）グループ業務については責任担当者を明確にする

　なお、この業務分担は、開業後現場で実施してみて、非効率な面があれば逐次改善していくようにしてください。

　次ページに「標準的な診療業務の流れと業務分担」の図を掲載していますので、ご参照ください。

■ 標準的な診療業務の流れと業務分担

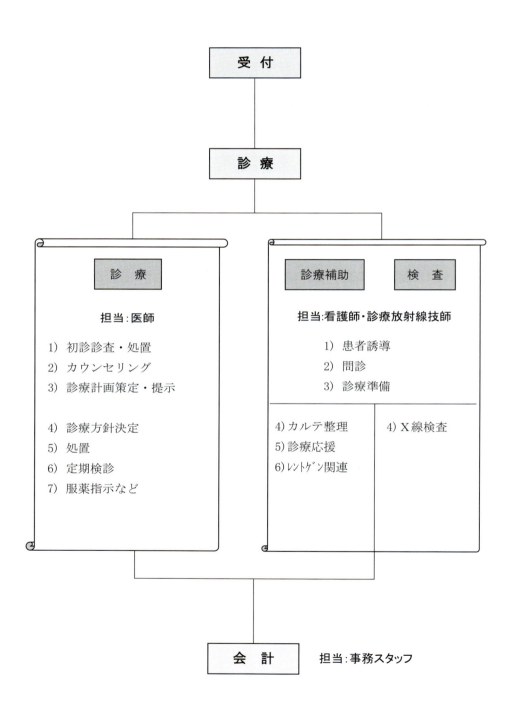

（2）医療スタッフ教育のポイント

　患者さんが診療所を選択するに当たって、医師の診療技術だけでなく、医療スタッフの応対の仕方が大きな要因となっていることについては、既に述べた通りです。

　すなわち、医療スタッフによる患者さんへのサービスレベルの向上が、増患や収益向上のために大きな役割を担っていますので、開業前から計画的に医療スタッフの教育・研修に取り組んでいくことが肝要です。

　医療スタッフ教育のテーマとしては、様々なものが挙げられますが、概ね以下の３つに分類できます。

1） 患者応対に関する医療スタッフの能力向上
　　→予約受付、電話応対、患者誘導など
2） 患者管理に関する医療スタッフの能力向上
　　→検査・来院スケジュールの管理
3） 診療に関する医療スタッフの能力向上
　　→診療アシスタント業務、カルテ整理など

　また、実際に教育・研修を実施するに当たっては、特に、以下の諸点に留意してください。

1）教育研修テーマとして、患者管理に関するものに、より大きなウェイトを置く

　患者接遇や診療補助などの基本的な教育研修も重要ですが、医療スタッフの戦力化という観点からは、患者管理に関する教育研修により大きなウェイトを置きます。

2）現場で実際に何をしなければならないか、行動レベルで分かるようにする

　基本教育を実施した上で、具体的に何をしなければならないかを医療スタッフ自身に考えさせ、行動のイメージを持ってもらうようにします。

3）業務マニュアルを整備し、効率的で実践的な教育研修を実施する

　既存のマニュアルを教えるだけでなく、できるだけ自院にあったマニュアルを医療スタッフと一緒に作成してみてください。

（3）マニュアルによる教育

　能力向上をスピーディに行うためには、マニュアルを活用した教育が効果的であることは、マクドナルドなどファストフード・チェーンなどの例でも広く知られています。

　診療所においても、マニュアルを活用して教育することによって、新しく採用した医療スタッフの能力を、短期間で一定レベルまで向上させることができます。

　ところで、「マニュアルを活用した教育」といった場合、二つの側面があることを認識しておいていただく必要があります。

　一つは、

> 既に出来上がっているマニュアルを活用して、基本を教える

という側面です。

　「マニュアル」と聞くと、ファストフードなどの例から「事務的な対応」「紋切り型の対応」といったイメージをもたれる先生がいらっしゃると思います。すなわち、マニュアルは、

> 医療スタッフの能力を短期間に、一定レベルまで上げることは認めるが、事務的で心のこもったものにはならない

と言うわけです。

　しかし、医療スタッフの能力を一気に高めることは、大変困難であることも事実であります。

　完全でなくても、まずは、基本的な業務の進め方をマスターしてもらうことが先決であり、そのための教育が、既に出来上がったマニュアルを活用しての

教育なのです。

　そこで、もう一つ重要な側面があります。それは、

> 既存のマニュアルを参考にしながら自院にあったマニュアルを作成させることによって、業務の目的を理解させ、何をしなければならないかを考えさせる

という側面です。実は、この側面が

> 教育効果を非常に高くし、さらに、「事務的な対応」といったマニュアルに対する批判を解消してくれる

のです。
　その理由は、

> 自院にあったマニュアルを作成する過程で、自分が何をしなければならないかを具体的にイメージし自分の言葉でマニュアルを作成する

というところにあります。一方的に話を聞くのとは大きく異なります。
　また、その過程で、様々な場面を想定し検討しますので、マニュアルに記載されないことも具体的にイメージでき、自然に応用力がついてくるのです。

　さて、新規開業の場合、開業前と開業直後に、基本的なことを短期間に、集中的に教育する必要があります。したがって、市販されているマニュアルや既存診療所で作成しているマニュアルを入手し、それを手本として教育せざるを得ないかも知れません。

マニュアルを入手する際には、

> （1）一般サービス業向けのものではなく、診療所向けのもの
> （2）具体的な場面設定がされているもの
> 　　　（電話応対、受付応対、診察室での応対など）
> （3）「会話」だけでなく、「立ち居振る舞い」など、応対全般
> 　　　にふれているもの（視線や姿勢、表情など）

といった点に留意して選ぶことが重要です。
　また、入手したマニュアルについては、院長である先生ご自身の手で、自院用にアレンジするようにしてください。

　なお、既存のマニュアルでの教育は、どうしても一方的になりますので、ある程度業務が落ち着いた段階では、やはり、医療スタッフ全員で自分たちの業務の進め方を見直し、マニュアルの再整備を行うことが大切です。
　特に、患者さんへの応対サービスに関しては、自院の特色をどのように出すかを検討し、自院にあったものを自分達の言葉で作成することが重要です。
　また、絶えず「このマニュアルでよいか」「もっとよいやり方はないか」と問いかけることが自院の実力を向上させることになります。

　マニュアルの作成の手順と事例を次ページ以降に掲載していますので、ご参照ください。

■ マニュアルの作成手順（受付応対編）

 ステップ1　場面の設定

別紙の「マニュアル・テーマ抽出シート」に
- ▶どのように応対したらよいか分らない場面
- ▶患者さんとのやりとりなどで場の雰囲気が気まずくなりがちな場面

などをどんどん書き出す。

 ステップ2　相手のトーク、行動の記入

抽出したそれぞれのテーマについて、実際に患者さんと応対している場面を想定し、患者さんがどんな行動をとるか、どんなことを言うか、その流れを考えて、別紙「マニュアル・フォーマット」の「相手のトーク・行動」の欄に記入する。

 ステップ3　相手の気持ちの記入

ステップ2で記入した行動や会話をされる際の患者さんの気持ちを想像して、「マニュアル・フォーマット」の「相手の気持ち」の欄に記入する。

 ステップ4　現在の応対の振り返り

上記場面で、どのような応対になっているかを出し合い、それらの応対方法の中で、最も「患者さん本意の応対」になっており、好ましいと思われるものをフォーマットの「自分の心がけ・行動」「自分のトーク」欄に記入する。

 ステップ5　留意点の検討

相手に対する行動を起こす際や相手に言葉をかける際に注意すべき事柄があればフォーマットの「留意点」の欄に記入する。

マニュアル・テーマ抽出シート　　記入例

マニュアル・テーマ抽出シート

◆ 相手は？ ◆

初診の患者さん

◆ 場所・状況は？ ◆

来院された時（受付の応対）

◆ あなたの対応は？ ◆

他の患者さんが何名もいらっしゃっているときに来院されるとお待ちいただくことになりますと言葉をかける

◆ 困った点は？ ◆

「長い時間待たされた」と苦情をおっしゃる方がある
待ち時間を短くすることは難しいので、苦情をどのように防げばよいのかわからない

マニュアル・フォーマット

受付応対マニュアル事例

応対場面	相手のトーク・行動	相手の気持ち	自分の心掛け・行動	自分のトーク	留意点
初診の患者さんが来院された時	ドアを開けて入ってこられる	不安（どんな診療所かな） 苦痛（とても頭が痛い） 期待（何とか痛みを和らげてもらえるだろう）	「この診療所なら安心して診てもらえそうだ」「患者さんの気持ちになって丁寧に扱ってくれる」と思っていただけるように、親しみのある態度で迎える。 立ち上がり、目線を相手に合わせて、笑顔で迎える	「おはようございます」 「こんにちは」	午前11時までは、「おはようございます」 それ以降は「こんにちは」
予約の確認 （予約をして来られた場合）	「あの、予約をしていた○○ですが…」	不安（きちんと予約はできているか）	大切なゲストを迎えるつもりで アポイントノートで名前を確認し、相手の顔を見て話しかける。	「●時のお約束の○○様でございますね。お待ちしておりました。保険証をお預かりいたします」	
（予約なしで来られた場合）	「あの、予約はしていないのですが、熱があるので診ていただけますか」	不安（予約がないと、診てもらえないのか）	予約をされずに来られても、具合の悪い患者さんに変わりはない。診療所を頼りにして来られた患者さんを温かく迎える。	「それはお困りでしょう。出来るだけ早く拝見させていただくように致します。本日は予約の患者さんがおられますので、○分ほどお待ちいただくことになるかと思います。ご都合はいかがでしょうか」	待ち時間を具体的に告げ患者さんの都合を確認する。
問診票の記入			問診票を患者さんに向けて提示する。お掛けいただく席を手で示す。	「お手数ですが、こちらの問診票をお書きください。そちらの席にお掛けになって結構ですので」	

8－3　医療スタッフの動機づけ

（1）動機づけの必要性

　教育・訓練を徹底的に実施することによって、各医療スタッフの能力を一定レベルまで高めることはできます。しかし、その効果をより高いものにするためには、一方においては医療スタッフ自身が自主的に自分の能力を高めようとする動機づけを行うことが大切になります。

　いくら良い教育を実施したとしても、本人自身に、自分の能力を高めたいという意欲がなければ、教育内容が十分身についていかないからです。また、教育の場では、分かったような顔をしていても、現場でなかなか実践がされていきません。

　このようなことがないように、ぜひとも検討していただきたいのが、医療スタッフをいかに動機づけるかということです。

　人間の動機づけ（モチベーション）に関して、人間行動学の権威であるハーズバーグの考え方が非常に参考になります。彼は、人間の

> 1）不快を回避する欲求　と
> 2）精神的に成長し自己実現を求める欲求

とは全く異質のものであり、全く別個の要素により充足されるという仮説を立てました。

　そして、その仮説を実証するために、アメリカのピッツバーグで約200人の技師と会計士を対象に面接を行い、いかなる場合に仕事について積極的満足感や不満足感を味わうか、換言すれば、いかなる場合に仕事に対し良い職務態度を示し、あるいは悪い職務態度を示すかを質問しました。その結論を示すのが次図です。

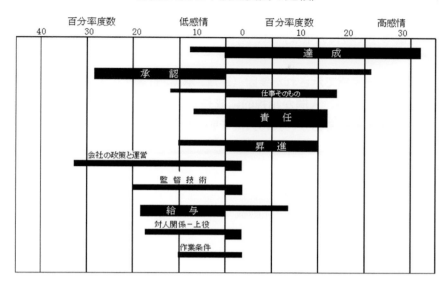

〈満足要因と不満足要因の比較〉

　図中の達成、承認……など10項目は、各応答者の答えの要約を示したものです。また、各箱の左右の広がりは、応答者が述べた答えの度数（百分率）を示し、各箱の上下の幅は、職務態度の変化が、良い方向にしろ、悪い方向にしろ持続した期間の長短を示しています。

　すなわち、各箱が右にいく程、当該要因が積極的満足感を招来しやすく、左にいく程、不満足感をもたらしやすいことを示しており、各箱の上下幅が大きい程、当該要因が積極的満足感（または不満足感）を持続させやすく、上下幅が狭い程持続させにくいこと（大体2週間以内）を示しています。

　この図によりますと、積極的満足感（職務満足）を招来した要因は、

> ・達成　　・承認　　・仕事そのもの　　・責任　　・昇進

の5要因であり、そのうち、仕事そのもの、責任、昇進の3要因は、良い職務態度（仕事に対する意欲、情熱）を持続させる要因であることが分かります。

　また、不満足（職務不満）をもたらした要因は、

> ・会社の政策と経営　　・監督技術　　・給与
> ・対人関係－上役　　・作業条件

の5要因です。

　この結論の中で特に大事な点は、

> 積極的満足感で示された要因（達成、承認、仕事そのもの、責任、昇進）こそが、人間が精神的に成長し自己実現を求める欲求に符合するものであり、真に人間を動機づける要因になる

ということです。
　ハーズバーグは、この要因を「動機づけ要因」と呼んでいます。

　一方、不満足をもたらす要因（会社の政策と経営、監督技術、給与、対人関係－上役、作業条件）は、真に人間を動機づける要因になりませんが、もろもろの不快な状況を取り除き良好な環境を維持するために必要な要因となります。
　これを「衛生要因」と呼んでいます。これらの要因は、放置しておけば、不満の原因となり、ひいては退職の原因にもなります。

　以上のことからもお分かりいただけると思いますが、医療スタッフを動機づけるために特に大切なことは、「動機づけ要因」として挙げられた要因を、日常の業務の中に積極的に取り入れていくことです。
　同時に、「衛生要因」として挙げられたものについては、一定レベル以上のものを整備していくことです。

　なお、以上の観点から、特にご検討いただきたいのが、以下の制度です。

> 人事評価制度

（2）人事評価制度の確立

　人事評価制度は、各人が行った業務や能力を評価し、昇給や昇進に結びつけることを目的とした制度です。それは、前節にて述べた「動機づけ要因」と深く関わるものであり、それらの要因を制度の中に積極的に取り入れていくこと

が大切になります。

　特に大切なことは、以下の4点です。

1）評価される内容・基準を明確にすること
　→医療スタッフに求める期待像や評価の基準を明確に示し、その内容、基準がオープンになっていることが大切です。

2）評価結果を本人にフィードバックすること
　→評価結果を本人に知らせることにより、何が高く評価され、何が低いのかを理解させることです。このことにより、自分は今後どのような努力をしていけばよいのか、目標設定ができます。

3）評価結果を昇給や昇進にリンクさせること
　→良い評価を受ければ、それがそのまま自分の待遇改善につながるようにします。

4）制度の内容が医療スタッフに理解され、納得されていること
　→制度の内容が医療スタッフに納得されていなければ動機づけになりません。

　なお、人事評価制度の作成手順と事例を次のページ以降に掲載しております。
　きちんとしたものを作成するためには、かなりの時間を要しますので、まずは、最も重要だと思う評価項目をいくつか設定し、作成するようにしてください。

■ 人事評価制度の作成手順

　ここで紹介する人事評価制度では、以下の３つの視点から評価要素を設定し、各医療スタッフを評価することにしています。

> ① 業務遂行度…………与えられた業務はきちんと実施したか
> ② 執務態度……………業務に対する態度は好ましいものか
> ③ 能力・マナー………能力・マナーを身につけているか

 ステップ１：重要業務の選定と評価基準の設定

　　１）医療スタッフの業務を「受付業務」「診療補助業務」「その他の業務」に分け、具体的な業務項目を明確にする。
　　　＊本章「標準的な診療業務の流れと業務分担」参照。
　　２）各業務の中で、特に重要な業務を５項目から10項目抽出し、その業務をどのレベルまでやってもらいたいか（業務の期待レベル）を明らかにする。
　　３）２）の期待レベルを考慮に入れ、５段階の評価基準を設定する。

 ステップ２：求められる執務態度と評価基準の設定

　　１）ステップ１で抽出した重要業務を遂行していく上で、あるいは好ましい組織風土を築いていくためにはどのような「執務態度」が求められるかを検討する。
　　　（例）積極性、協調性など
　　２）１）で抽出した「執務内容」につき、より望ましいレベルを考え、５段階の評価基準を設定する。

 ステップ３：業務遂行に必要な能力・マナーと評価基準の設定

　　１）ステップ１で抽出した重要業務を遂行していく上で身につけてもらいたい「能力・マナー」を明らかにする。
　　　（例）○○技術、身だしなみ
　　２）１）で抽出した「能力・マナー」につき、より望ましいレベルを考え、５段階の評価基準を設定する。

人事評価基準

No. _____

評価対象期間	年 月 日 ～ 年 月 日	職種名	共通 1	氏名	
実施年月日	年 月 日				

評価要素	ウェイト	評価区分 1	評価区分 2	評価区分 3	評価区分 4	評価区分 5	本人	評価 チーフ	評価 院長
規律性		就業規則や院内規定、社会マナーが守れない行為がしばしば見られ、周囲に不快な印象を与える事がある	他の人に迷惑がかからないよう就業規則や院内規定、社会マナーを守ろうとした行動不足に、時折守れていない事がある	他の人に迷惑がかからないよう就業規則や院内規定、社会マナーを守ろうとしており、ほぼ達成している		就業規則や院内規定、社会マナーを常に守り、いつも周囲の人に好印象を与え、他の人の模範となる行動がとられている			
協調性		診療所の一員としての自覚に欠け、他者と協力して業務を推進しようとしない	診療所の一員としての自覚はあるものの、時折自分勝手な行動がみられ、他の医療スタッフの不満を生み、業務に支障を来す事がある	診療所の一員として自分自覚を持ち、他の医療スタッフと協力し、業務を推進している	診療所の一員としての自覚を持って業務の範囲において、他の医療スタッフとも協力し、良いチームワーク作りと業務の円滑な遂行に努めている	診療所の一員として常に他の医療スタッフと協力し、良いチームワーク作りを行い、円滑な業務を遂行し上げられる			
責任感		自分の仕事について自覚が不足しており、与えられた業務を遂行し得ない事もある		自分の仕事について自覚しており、与えられた業務を何とか遂行しようとしている	自分の仕事について十分自覚しており、あらゆる業務を完全に遂行しようとしている	自分の仕事について十分自覚しており、あらゆる業務を完全に遂行出来る			
積極性		与えられた業務に対し、一応取り組んでいる	与えられた業務に対し応取り組んでいるが熱意や努力があまり感じられない	与えられた業務に対して熱意や意欲を持って取り組んでいる	どのような業務に対しても熱意や意欲を持って取り組んでいる	どのような業務に対しても常に自発的に意欲を持って取り組んでいる			
整理整頓・清掃		整理整頓・清掃・手入れなどの業務においてほとんどされていない	整理整頓・清掃・手入れなどの業務になされていたが、業務によってはなされていない場合がある	整理整頓・清掃・手入れがほぼされており、業務になされている		整理整頓・清掃・手入れがあらゆる業務に常にきちんとなされている			
リーダーシップ		ほとんどの分野のメンバーをまとめる事が出来ず、業務を進める上で支障を来す事もある	一部のメンバーをまとめる事が出来ず、業務を来す事がある上で支障を来す事がある	大体の分野で他のメンバーをまとめる、業務を進める事が出来る	大体の分野で他のメンバーに対し動機づけをし、一致協力した行動を導き出し、業務を効率的に進行できる	全ての業務において他のメンバーに対し動機づけをし、一致協力した行動を導き出し、業務を効率的に進める事が出来る			

人事考課評定表フォーマット

人事考課評定表

氏 名		職 種		年 齢	歳

評価対象期間	年　月　日　～　年　月　日		
実施年月日	年　月　日		
入職年月日	年　月　日	勤続年数	年　カ月

評価項目	本人	チーフ	院長	ウェイト	得点	換算点
患 者 応 対						
規 律 性						
協 調 性						
責 任 感						
積 極 性						
経 営 の 参 画						
指 導 力						
リーダーシップ						
専 門 知 識						
整 理 整 頓						
共 通 項 目 計						
保 健 指 導						
注 射 等 処 置						
手 術 介 助						
診 療 補 助 技 能						
Ｄｒとのコミュニケーション						
専 門 項 目 計						
総 計						

欠勤日数（　　　日）・所定就業日数（　　　日）

評　価：

第9章

院内管理体制の整備

第9章 院内管理体制の整備

9-1 診療管理

　診療管理とは、診療所の医療サービス全般を対象として、サービスが一定の品質で提供され、患者さんから満足を得ているか、さらには、そのサービスが短時間で、低コストで実現できているかをチェックし、対応策を検討することを目的とした管理です。

　特に、開業直後から取り組んでいただきたい管理活動としては、以下のものがあります。

> 1) 品質管理
> 2) 時間管理
> 3) 原価管理

　以下、その目的と管理方法について見ていきましょう。

（1）品質管理

　診療所経営にとって極めて大切なことは、診療内容をはじめ医療スタッフの応対、院内設備や環境も含めたトータル的な医療サービスを充実させることです。また、そのサービスは患者ニーズを的確にとらえたものでなければ、患者さんの満足を得ることはできません。

　さらに、診療での品質不良は大きなクレームとなり、ひどい場合には医療訴訟の対象になります。また、医療スタッフの横柄な態度が悪い評判を生み、増患を妨げる原因になることがあります。

　したがって、医療サービスの品質管理においては、

> ●自院が提供しているサービスの品質に問題がないか常に気を配り、問題があれば直ぐに対応できるようにすること
> ●診療所に対して、患者さんはどんなサービスを望んでいるのか、あるいはどこに不満や不便を感じているのか、常にその本音の部分を知ることにより、より患者さんが満足するようなサービスを提供できる体制を作り上げていくこと

が大切になります。
　そこで、以下では、患者さんのナマの声を聞くための方法をご紹介します。

■ 患者アンケートの取り方　その１：自院の好感度チェック

　アンケート調査を行う上で大切なことは、

> ●どういう点について患者さんの本音を聞き出すのか、そのポイントを絞ること
> ●できるだけ答えやすい質問の仕方をするということ

です。特に留意していただきたいことを列挙しますと、次の頁のようになります。

> ●調査内容……診療所の施設や設備に対する患者さんの印象、医療スタッフの応対の仕方、診療に関するものなどに大別し、それぞれのテーマに分けて調査を行います。
> ●質問方法……選択方式にして、回答例に悪い評価もいれておけば、患者さんも遠慮せずに本音で答えることができます。また、回答者の名前は無記名にしておき、性別・年齢・初診か再診か程度にしておけば、気軽にアンケートに応じてもらえるでしょう。
> ●調査票回収…受付に返してもらうのではなく、待合室などの適当な所に専用の回収箱を設置し、診療までの待ち時間に記入してもらった後、投入してもらうようにします。また、回収率を高めるためにはアンケートの記入を依頼する時に十分趣旨を説明することが大切です。

　アンケートで収集したデータの読み方ですが、次ページに事例として掲載したアンケートの場合、1～2の設問からは来院患者の分布状況をつかむことができます。

　仮に近距離からの患者さんが多ければ、地域密着型の診療所ということになりますが、単に「近いから」という理由だけで来院しているとも考えられます。

　こうした場合、近くに競合診療所ができれば、患者さんの減少ということにもなりかねません。

　また、次頁のアンケート1の質問で「e」の回答が多ければ、バスや電車の時刻表を掲示し少しでも不便さを解消すべきですし、3の質問から車による来院が多いということになれば、駐車場の確保も考えなければなりません。

　4の質問で悪い評価が多ければ、看板の設置場所を変えることや、デザイン変更などの検討も必要でしょう。さらに5～6の質問で悪いイメージを与えていれば、医療スタッフに清掃や整頓を徹底させ、くつ箱や椅子、照明器具など備品類の交換、さらには、診療所の改装・改築まで考えていくべきでしょう。

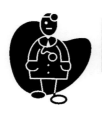

当院の好感度は！
あなたの目でチェック
してみて下さい。

アンケートに
お答え下さい

___年___月___日

　私どもの診療所では、患者さんに喜んでいただけるサービスや診療を提供するため、スタッフ一同努力致しております。つきましては、よりよい診療所とするため患者さんの「ナマの声」をお聞きしたく思います。
　無記名のアンケートですので、気軽にお答え下さい。

1. 当院は通院するのに便利ですか。
   a．近い　b．普通　c．やや遠い　d．遠い　e．交通手段が不便

2. 通院に要する時間は　（約　　　　分）

3. 通院するための交通手段
   a．徒歩　b．自転車　c．自家用車　d．電車　e．バス

4. 当院の広告看板について
   a．見やすい所にある　b．デザインがよい　c．目立たない　d．内容がわかりにくい

5. 当院の入口の印象は
   a．入りやすい感じ　b．普通　c．入りにくい　d．玄関がきれい
   e．玄関が整頓されていない

6. 待合室の雰囲気について
   a．清潔感がある　b．静か　c．暗い　d．騒がしい
   e．狭い　　f．イスの数が足りない　　g．イスの座り心地が悪い

7. 待合室に音楽（ＢＧＭ）が必要ですか
   a．必要　　b．いらない　　c．どちらとも言えない
   d．流してほしい音楽のジャンル　（　　　　　　　　）

8. 待合室に置いてほしいものがあればお書き下さい
   [　雑誌類、絵本など　　　　　　　　　　　　　　　　　　　　　　　]

※ご協力ありがとうございました。
　恐れ入りますが、下の欄にもご記入のうえ回収箱へお入れ下さい。
　あなたの年齢（　　　才）男・女　　　初診・再診

■ 患者アンケートの取り方 その2：医療スタッフの元気度チェック

　診療所のサービス品質の中で、医療スタッフの患者応対が重要な役割を果たしていることは、改めて指摘するまでもないでしょう。特に、開業後間もない場合は、医療スタッフ教育が十分行えなかったり、効果が上がっているかどうか分からない場合があります。

　こうした場合に、医療スタッフの応対が来院患者の目に実際にはどのように映っているのか、客観的な評価を集めてみるのが有効です。医療スタッフの応対が、患者さんに対してどういう印象を与えているのかが、一つのデータとして統計的に示されれば、教育方法も見直せます。

　また、医療スタッフに示すことによって、自分の問題点を知ることとなり、自ら進んで改善していこうという動機づけもできます。

　それでは、医療スタッフのどんな点について患者さんの評価を求めればよいのでしょうか。

　まず、基本的なこととして重要なのは、

> **医療スタッフと患者さんがはじめて言葉を交わす場面での応対**

です。

　ここで患者さんの診療所に対する第一印象が決まってしまうわけですが、仮に、悪い印象を与えてしまうと、患者さんの不安感や不信感を後で払拭することは難しくなります。

　例えば、電話応対では基本的に守らなければならないルールがあります。しかし、それは最低限必要な条件であって、重要なのは

> **どれだけ誠実な対応をするか**

ということです。

　単にマナー通りにやっているだけでは、相手に与える印象は決して良くありません。

> 「言葉使いは丁寧でマナーもしっかりしているんだけれども、どこか事務的で冷たい感じがする」

　こんなイメージは、診療所にとって大きなマイナスです。受付時の応対でも同様です。
　また、電話での問い合わせには明瞭に分かりやすく答えなければならないのは言うまでもありません。例えば、アポイントの日時設定で、診療所側の都合を優先させるような受け答えをした場合、

> 「あの診療所は一方的に時間を決めてしまう」

という悪い評判をたてられかねません。
　次に、

> 診療中の医療スタッフの態度について患者さんの抱いているイメージを確かめる

ことも大切なポイントになります。仮に医療スタッフの能力が同じであっても、きびきびした動作や先生に対して協力的な態度の方が、はるかに良い印象を与えることは間違いありません。

　以上のような点について、来院患者の率直な印象や評価を集めることにより、医療スタッフのサービス上の問題点を発見でき、さらに医療スタッフ教育の課題が明らかになってきます。

アンケートにお答え下さい

年　　月　　日

　私どもの診療所では、患者さんに喜んでいただけるサービスや診療を提供するため、スタッフ一同努力致しております。つきましては、よりよい診療所とするため患者さんの「ナマの声」をお聞きしたく思います。
　無記名のアンケートですので、気軽にお答え下さい。

スタッフの元気度は？！

患者さんにはいつも明るく元気に——。
そんなスタッフの気持ち、あなたに伝わっていますか？

1．初めて電話をされた時、どんな印象を受けましたか。
　　　a．親切で丁寧　b．普通　c．事務的で冷たい感じ

2．電話での問い合わせに対する対応はいかがですか。
　　　a．質問に的確に答えてくれた　b．答えが不明瞭
　　　c．説明がわかりにくかった。
　　問い合わせの内容（　　　　　　　　　　　　　　　　）

3．電話でのアポイントについて
　　　a．自分の都合に合わせてくれた　b．一方的に時間を決められた感じ
　　　c．どちらでもない

4．受付の応対はどんな印象を受けましたか
　　　a．親切で丁寧　b．普通　c．事務的で冷たい感じ

5．診療中のスタッフの態度はいかがですか
　　　a．きびきびした態度　b．普通　c．動作がにぶい
　　　d．その他（　　　　　　　　　　　　　　　　　　）

6．スタッフは診療面でも熟練していると思いますか
　　　a．先生を適切にサポートしている　b．普通　c．不安を感じる
　　　d．わからない

7．子供さんが一緒の場合の応対はいかがですか
　　　a．子供にやさしい　b．普通　c．扱い方がヘタ
　　　d．特別な注意を払っていない

ご協力ありがとうございました

（2）時間管理

　時間管理は、できるだけ短時間で診療を済ませたい、という患者さんのニーズを実現する上でも、自院の収益性を高める上でも、きわめて重要な管理活動の一つです。

　短時間で診療をするということは、あたかも丁寧に診療することに反するように取られますが、明確に区別する必要があります。なぜなら、一つの診療行為をできるだけ無駄なく、てきぱきとすることは、患者さんに喜ばれこそすれ、反発されることはないからです。

　一方、診療所経営という視点に立てば、無駄な時間をなくせばなくす程、一日で診療できる患者数が増え、収益性を大幅に改善することが可能になります。

　このように、時間管理は、患者さん側、診療所側の２つの側面から、その実態を把握し対応策を検討していくことが重要になります。

〈１〉　患者側から見た時間管理

　患者さんの立場になって考えてみれば、診療が短時間、あるいは短期間で終わることが望ましいことは言うまでもありません。このことは、第６章「医療サービス内容の検討」でも述べた通りです。

　ところが、既存の診療所でも、意外とこの点が重視されていません。ゆっくりと時間をかけて診療することは、丁寧に診療をしているという印象を与えるというように考えがちですが、実際は決してそうではありません。患者さんは、できれば短時間、短期間で診療を終えたいのです。時間がかかれば、それだけ自分の時間が削られるからです。また何カ月もかけて通院することは苦痛以外の何物でもないからです。

　それでは、なぜ時間が重視されないのかと申しますと、時間が患者さんにとって極めて大切であるという認識が弱いため、ついつい自分のペースを考えて診療に当たるからです。今や時間がサービス業において極めて重要な要素を占めるようになってきました。それは、第６章で述べた通りです。

　だらだらとした診療は、患者さんの不満となり転院の原因にもなりますので、十分留意してください。

　それでは、具体的にどのようなことを管理すればよいのでしょうか。
　特に重要な管理項目としては、以下の２項目を挙げることができます。

> 1）診療行為別診療時間
> 2）患者別延べ診療時間及び診療期間

　1）に関しては、各診療について、どれくらい時間がかかっているかを調べ、診療技術の向上等を検討します。
　2）については、患者さんごとに分析し、診療時間や期間がかかりすぎていないかを検討します。症状によって診療時間や期間に差が出ることは当然ですが、上記のデータを取ることによって、医療サービスの実態が把握でき、診療技術の改善、診療計画の見直し、予約管理面での改善ポイントがより鮮明になってくるはずです。

〈2〉　診療所側から見た時間管理
　診療所側から見た時間管理は、診療所の収益性を改善していく上で、極めて重要な意味を持ちます。なぜなら、診療所においては、他のサービス業と同様、提供できるサービス量が、時間によって限られてくるからです。
　例えば、ある症状の患者さんに対する診療時間が15分であれば、仮に診療時間が6時間とすると、どんなに頑張っても1日に診られる患者数は24人です。しかし、診療技術を向上させ、同じ診療を10分でできるようになれば、36人診られることになります。すなわち1日に1.5倍の患者数を診られることになるわけです。
　それでは、具体的に何を管理すればよいのでしょうか。その最も重要な管理項目は、

> **時間当たりの生産性**

です。
　生産性とは、一般に、（出力）／（入力）と言われていますが、時間当たり生産性について言えば、以下のようになります。

> **時間当たり生産性＝診療量（患者数、点数、医業収入など）／投入時間**

ところで、診療量については、なかなかつかみにくいという問題があります。そこで患者数、点数、医業収入などを代用するとよいでしょう。投入時間については、実際の総就業時間を当てはめてください。

なお、この時間当たり生産性は、以下のように分解できます。

$$時間当たり生産性 = \frac{診療量}{総就業時間} = \frac{診療量}{診察時間（診療効率）} \times \frac{診療時間}{総就業時間（稼働率）}$$

●**診療効率**……単位時間当たりの診療量を示します。
　　　　　　　診療時間は、患者さんの診療にかかった時間（準備含む）で、資料整理の時間、会議時間、研修・学習時間、休憩時間などは除きます。この数値が大きくなればなるほど、それだけ診療密度が濃くなってきたこと、あるいは診療技術が向上したことを示します。

●**稼働率**………総就業時間のうち診療に充てた時間の割合を示します。
　　　　　　　実際に診療した時間が直接医業収入に結びついてきますので、総就業時間が同じであれば、この割合が大きくなる程、生産性が高まり医業収入も上がると考えられます。

なお、時間当たり生産性や診療効率、稼動率といった指標は、時間が効率的に使われているかどうかをチェックする上で大変有効ですが、その数値が上がったからといって一面的に評価できない場合がありますので留意してください。

例えば、医療スタッフの教育時間を削ってしまえば、一時的に稼動率は上がりますが、サービスの品質をより高いものにしていくことができなくなる可能性があります。また、診療時間を、診療を雑に済ますことにより短縮したとしても、診療効率の数値は上がりますが、後で患者さんの評判を落とすことになりかねません。

（3）原価管理

　原価管理とは、医療サービスのコストに関する管理です。材料等の仕入価格の低減・無駄なコストの防止などにより、原価を低減することが、この管理の目的となります。
　以下、「委託費」「医薬品費・材料費」「諸経費」の低減のためのポイントを示しますので、ご参照ください。

1）委託費
●取引先の定期的な見直し
　▶半年もしくは1年に1回の割合で、数件の業者に同じ製品等を依頼し、その質と価格の比較により評価します。

2）医薬品費、材料費
●仕入先との価格交渉
　▶単価が高く、使用量が多いものについては、仕入先との価格交渉を行うなどして原価の低減を行います。
●在庫の管理
　▶保管に気をつけ、破損や腐食に注意することが大切になります。また、管理が悪く、必要な時に物がないという状況にならないように注意してください。

3）諸経費
●無駄の排除
　▶全医療スタッフにコスト意識を持たせ、無駄なコストを発生させないようにします。

9-2　人事管理

　人事管理は、医療スタッフや医師の採用、業務の分担、教育・訓練、評価・処遇などを対象とした管理活動です。
　その役割は、

> 1）診療所経営に必要とされる人材を効率よく確保する
> 2）人材の能力を最大限に発揮できるように、業務の分担を適切に行う
> 3）効果的な教育・訓練により人材の能力向上を図る
> 4）適切な処遇によって人材の活性化を図る

ということです。

ところで、これらの諸活動の重要性や開業に当たっての準備事項につきましては、第8章で解説しておりますので、ここでは、特に管理上のポイントについて解説することに致します。

■ 人事管理の3つのポイント

人事管理を進めるに当たっての第1のポイントは、

> 一連の人事政策を計画化する

ということです。

ご承知のように、人材採用、業務分担、教育・訓練、評価・処遇といった一連の活動は毎日の業務の中で継続的に行われるものではありません。

例えば、必要な人材が採用できれば、暫く採用活動をしなくてもよくなります。また、業務分担についても、一度決めれば、たびたび変更されるわけではありません。教育・訓練も、OJT（日常業務の中での教育）を除けば1カ月もしくは数カ月単位で実施します。また、評価制度、給与制度など処遇に関する取り決めも、一度決めてしまえば、年に何回も変えるものではありません。

したがって、これらの人事政策は、日常業務の忙しさの中で、ともすれば軽視されがちになります。

ところが、これらは、医療サービスの担い手である人材に関するものですから、放置していると大変なことになります。人が足りなくなれば、たちまち医療サービスの品質が悪くなります。また、業務分担が適切に行われていないために、業務の抜けがあったり、教育・訓練を疎かにしていたために対応が悪く、患者さんから不評を買ったり、医療スタッフの処遇に対する不満に気づかず医療スタッフが急に辞めてしまう、といったことが起こります。
　そうならないようにするためにも、きちんと年間の計画を立て、いつ何をするかを明らかにしておくことが大切になります。

　人事管理を進めるに当たっての第2のポイントは、

> **人事政策が効果的、効率的になされているかを常にチェックする**

ということです。
　採用については、突然医療スタッフが辞めて大慌てしないように、募集ルートや採用方法をきちんと決めておく、業務分担についてはミーティングを行うなどして、常に問題が発生していないかをチェックする、教育・訓練については、その効果が現場で現れているかをチェックする、処遇については、定期的に各医療スタッフとのコミュニケーションの機会を持ち、不満はないかを聞くといったことが必要となります。
　ただし、これらも、計画的に取り組まなければ、なかなか実施できません。

　人事管理を進めるに当たっての第3のポイントは、

> **各医療スタッフの日々の業務状況を管理する**

ということです。
　これは、日々の業務を推進して行く上で最も重要視しなければならないことです。
　よく、「相手は大人なのだから、本人の自主性に任せる」という方がいらっしゃいますが、これは自主性と放任を混同した考え方です。

自主性を重んじるのは結構なことですが、きちんと自己管理できるということが前提になります。毎日、毎日の業務を、明確な目的を持って、効率的に進めようと常に努力できる人に対しては、自主性を尊重していく方がより効果を発揮しますが、そうでない場合は、決して良い結果は生まれません。
　診療所の場合、特に繰返し業務が多いため、ともすれば、毎日が緊張感のない業務の取り組みになりがちです。それは、本人自身の問題に留まらず、診療所全体の雰囲気を活気のないものにし、ひいては悪評の原因になりかねません。

　そこで、各医療スタッフに対しては、月間、週間、日単位で何をしなければならないかを明らかにさせ、その進捗状況をチェックする中で、毎日の業務を効果的、効率的に実施する姿勢を身に着けさせることが大切になります。
　そのために、添付致しました「手持ち業務一覧表」「週間行動予定表」を各人に記入してもらうようにし、週間単位で各人の業務分担、スケジュールの検討会を持つようにするとよいでしょう。

手持ち業務一覧表

　　　　　　　　　月　　　氏名

No.	記入日	業務内容	提出日	協力者	最終期限	チェック
	／				／	
	／				／	
	／				／	
	／				／	
	／				／	
	／				／	
	／				／	
	／				／	
	／				／	
	／				／	
	／				／	
	／				／	
	／				／	
	／				／	

週間行動予定表

週間行動予定表　　／　　～　　／　　　　　　　　　　　　　　氏名

NO	業務内容	具体的な行動	曜日	曜日	曜日	曜日	曜日	曜日	曜日	協力者	達成状況

9-3　財務管理

　財務管理には、大きく分けて、確実に収益が上がっているかどうかを管理する収益管理と、資金がうまく回っていくかどうかを管理する資金管理があります。

　以下では、これらの管理の目的と管理方法について解説します。

（1）収益管理

　収益管理というと直ぐ連想されるのは、医業収入や医業費用を羅列した、あの「損益計算書」ではないでしょうか。様々な勘定科目があり、それをいちいちチェックするのは大変だと思われるかも知れませんが、診療所経営を始める以上、ぜひそれらの数値に慣れ親しんでいただきたいと思います。

　ところで、収益を管理するといっても、損益計算書に書かれた内容を一つ一つチェックすることは、実際上大変ですし、ただそれを見ているだけでは問題点が発見できません。

　したがって、収益に決定的な影響を与える要因を重点管理指標として設定し、管理することが大切になります。

　それでは、診療所経営における重点管理指標としては、どのようなものがあるでしょうか。それを整理したものが次ページの表です。

　医業収益に決定的な影響を与える要因として、まず挙げなければならないものは、患者数です。

　そこで、表では、（1）患者総人数が掲げられていますが、これだけでは、患者さんの動向がつかめませんから、さらに、（2）初診患者数、（3）再診患者数に分けています。そして、これらの比率を計算し、（13）の初診患者比率の欄に記載するようにしています。

　また、初診患者数については、初めて来院した患者さんと、かつて来院したことがある患者さんに分け、患者さんの広がりを分析できるようにしています。

　それから、診療が実際にどのように行われたのかを見るために、（4）診療件数、さらには（5）自由診療人数、（6）保険診療人数が挙げられています。

重点管理指標分析表

重点管理指標分析表

NO		算　式	月	月	月	3カ月平均	標準値
1	患者総人数（レセプト＋自費のみ）						
2	初診患者数						
	新患者						
	再初診						
3	再診患者数	1－2					
4	診療件数（延べ人数）						
5	自由診療人数						
6	保険診療人数（レセプト枚数）						
7	診療中断患者数						
8	保険診療収入						
9	自由診療収入						
10	医師数						
11	診療日数						
12	自由診療収入比率	9÷(8+9)					
13	初診患者比率	2÷1					
14	診療中断率	7÷1					
15	医師一人当たり診療件数（一日）	4÷11÷10					
16	患者一人当たり月間保険診療点数						
17	患者一人当たり月間自由診療単価						
18	患者一人当たり月間診療回数						
19	診療一件当たり保険診療点数						

（7）の診療中断患者数は、患者さんに対する対応の悪さを測る一つの指標になります。この数値を（1）の患者総人数で除し、（14）の診療中断率が計算されます。

（8）、（9）の保険診療収入、自由診療収入は、医業収入の内訳を示す数値です。これらの比率は、(12)自由診療収入比率に記載するようになっています。

（10）の医師数は、複数の医師を抱えている場合、（15）の医師一人当たり診療件数（一日）を出すために掲げているものです。また、（11）の診療日数は、各月を比較する時の調整のために掲げているものです。

（16）（17）は、患者一人当たりの月間保険診療点数、月間自由診療単価ですが、これは、患者数、診療件数と同様、医業収入に直接関連するものです。特に重点的にチェックする必要があります。

（18）の患者一人当たりの月間診療回数及び（19）の診療一件当たり保険診療点数は、診療内容をチェックする指標になります。

なお、これらの数値は、数カ月単位で傾向を見ると同時に、公表されている標準値と比較して検討するとよいでしょう。

（2）資金管理

資金管理では、日々の収入と支出の状況をチェックし、資金不足が生じないようにすること、あるいは設備導入に際して必要な資金をできるだけ安いコストで調達することなどが管理の内容になります。

前者を「資金繰り管理」、後者を「資金運用管理」と言いますが、後者については、第3章の「資金計画」で説明しておりますので、この節では、前者の「資金繰り管理」に関してその方法とポイントを解説致します。

■ 資金繰り管理

開業準備に向けて、医療スタッフに対し、いくら良い教育をしていたとしても、給与の支払が遅延するようなことになれば、一気にモラルが低下してしまいます。また、仕入先への支払いが滞れば、信用をなくし、不利な条件で取引を強いられる結果になります。

さらに、銀行への借入金の返済、利息の支払を確実に実施していかなければ、

今後融資を受けられなくなる可能性があります。

　そういう事態が絶対に発生しないように、収入及び支出の状況を日常的に管理するのが、資金繰り管理の目的です。

　ところで、資金繰り管理において注意しなければならないことは、診療の実施、費用の発生と現金の出入りにズレが生じるということです。

　例えば、ある月に保険で診療した場合、その月に現金が入るのは自己負担分だけで、保険分が現金として入金されるのは、ほぼ２カ月後になります。また材料を仕入れた場合、本来仕入れた時に費用が発生するわけですが、現金の支払は数カ月後になることがあります。

　したがって、来月には患者さんが増え、収入も上がると予測できたとしても、現金が入るのは、その２カ月先であると考え、資金繰りの計画を立てて行く必要があります。うっかり来月に現金が入ると思っていると、資金が足りなくなり、先に述べたような取り返しのできない状況が発生することになります。

　ところで、資金繰り管理は、具体的にどのような方法で進めればよいのでしょうか。

　次表は、向こう３カ月を想定した「資金繰り表」です。実際の資金繰りは、この表を使って現金ベースでの収入額と支出額を予測し、資金不足が生じないかをチェックします。

　不足額が出れば、早急に資金手当てをしなければなりません。

　なお、この資金繰り表では、経常収支と財務収支に分けて計算するようにしています。

　経常収支とは、通常の診療所経営での収支です。この収支が単月で赤字になるようでは、健全な経営とは言えません。

　財務収支とは、銀行等からの借入とその返済の差額です。銀行からの借入金は、経常収支の黒字分より返済していく必要があります。

　これらの収支を計算し、さらに生活費を差し引き、翌月繰越高が最終的にマイナスになるようであれば、さらに追加の借入れをする必要が出てきます。

資金繰り表

　　　　月～　　　　月　資金繰り表

　　　　　　　　　　　　　　　　作成日　　　月　　　日

		月		月		月	
		計画	実績	計画	実績	計画	実績
経常収支の部							
収入	保険収入						
	保険窓口収入						
	その他収入						
	（1）収入合計						
支出	給与・賞与						
	医薬品費						
	材料費						
	委託費						
	その他経費						
	（2）支出合計						
A. 経常収支差額（1）－（2）							
財務収支の部							
	（3）借入金						
	（4）返済金（元本）						
	（5）支払利息						
B. 財務収支差額（3）－（4）－（5）							
C. 前月繰越高							
D. 生活費							
E. 次月繰越高 A＋B＋C－D							

第10章

新規開業の届け出・申請手続き

第10章 新規開業の届け出・申請手続き

1 新規開業の諸手続き

　診療所を開設する場合、他の診療所と同じく、各種の届け出や申請の手続きが必要となります。申請書の提出期限などが決められているため、これらを整理しておき、開業計画に遅れが出たり、大幅な計画変更が生じないように注意しなければなりません。
　次表は、新規開業に必要となる主な申請手続きをまとめたものですが、これらを分類すると、以下のようになります。

> a．医療法に基づく届け出
> b．健康保険法に基づく届け出
> c．雇用保険法に基づく届け出
> d．税法（所得税法等）に基づく届け出

　このうち、a．の医療法に基づく届け出は、都道府県によって提出先や手続きの仕方に差異があり、事前に当該都道府県に問い合わせをし、確認しておくことが必要です。
　特に、保険医認定の申請方法にはかなり違いがあります。申請手続きが遅れると、2〜3カ月も保険医の認定が受けられず、その間は保険診療ができないことになり、患者吸引にも大きな影響を及ぼすことになりかねません。十分な注意が必要です。

2 診療所の開設届け

　診療所を開設する場合は、開設後10日以内に診療所開設届を所轄保健所に提出しなければならないとされています。
　したがって、開設の届け出は事後届けでよいことになりますが、実際には診療所の建築・設備・備品類について細かい規定が設けられており、それらを満

新規開業に必要な主な届け出・申請手続き

申請書類	提出先	提出期限	備考
医療法に基づく届け出			
診療所開設届	保健所	10日以内	届出 先生又は開業支援者等が提出
診療所構造設備	都道府県 (区務課)	事前	許可(法人のみ)
X線装置設置届 (X線設備有る場合)	都道府県 (区務課)	設置後10日以内	許可
診療所開設許可申請書	都道府県 (区務課)	事前	許可(法人のみ)
健康保険法に基づく届け出			
保険医登録申請書	厚生局事務所	事前	先生又は開業支援者等が提出
保険医療機関指定申請書	厚生局事務所	事前指定(開業月の前月の指定日迄に)	先生又は開業支援者等が提出 ※指定日については、各都道府県に確認
所得税法に基づく届け出			
個人事業の開業届	税務署	開業日から1カ月以内	先生又は会計事務所に依頼
所得税の青色申告承認申請書	税務署	開業日から2カ月以内	先生又は会計事務所に依頼
給与支払事務所の開設届出書	税務署	1カ月以内	
雇用保険法関係に基づく届け出			
雇用保険被保険者資格取得届	ハローワーク	同時に	先生又は社労士等に依頼
雇用保険適用事業所設置届	ハローワーク	10日以内	先生又は社労士等に依頼
その他			
個人事業開始届	市区町村役場と都道府県税事務所	15日以内	先生又は会計事務所等に依頼
源泉所得税の納期の特例の承認に関する申請書	税務署	月末	先生又は会計事務所等が提出
青色専従者給与に関する届出書	税務署	2カ月以内	先生又は会計事務所等が提出
労働保険概算保険料申請書	労働基準監督署	45日以内	先生又は社労士等に依頼
労働保険関係成立届	労働基準監督署	10日以内	先生又は社労士等に依頼
各種医療機関指定申請書	福祉事務所	事前	生活保護法、身体障害者福祉法、児童福祉法による指定
減価償却資産の償却方法の届出書	税務署	確定申告時まで	先生又は会計事務所等が提出
麻薬施用者・麻薬管理者免許申請書	都道府県 (区務課)	事前	許可
各種医療機関申請書	都道府県 (区務課)	10日以内	許可
各種オンライン請求システムに関する届出書	社会保険診療報酬支払基金	請求を始める月の2カ月前	届出 ※オンライン請求の場合電子証明書依頼書が必要
労災保険指定申請書	労働基準局	事前	指定

たしていないと開設届が受理されないという最悪のケースが起こりえます。

したがって、開業予定地が決まった段階で所轄保健所の指導課などに申し出て、その指導を受けながら以後の計画を進めていくことが求められます。

以上の診療所開設届は、保健所や地区医師会などにあります。届け出に当たっては設備その他について詳細に記入し、医師免許証と履歴書等を添付して提出します。

3 保険医療機関の申請手続き

健康保険法による保険医療機関の指定を受けるには、所轄の地方厚生局事務所に保険医療機関指定申請書を提出しなければなりません。

この保険医療機関の指定申請に当たっては、保健所長の確認印のある診療所開設届の写しを添付しなければならず、したがって診療所開設の手続きを早め（約3カ月前）に完了させておく必要があります。

この他にも、添付書類として、以下のものが必要になります。

> ●保険医の氏名及び登録記号番号、担当診療科名
> ●保険医以外の医師の数を記載した書類

4 保険医の登録

保険医療機関の指定申請とは別に、保険診療を行う医師は全て、保険医の登録申請をして保険医登録票の交付を受けなければなりません。

保険医登録を行わなければ、保険診療報酬を請求することができないだけでなく、保険指定医療機関であっても、保険医登録をしていない医師に保険診療を行わせた場合はその分の診療費について保険支払いを受けられないことになっています。

また、勤務医が保険医登録する場合は、勤務先医療機関の証明書を添付することになっています。

さらに、保険医が他の都道府県に移転した場合は、10日以内に保険指定医移

転届を転入地の都道府県知事に提出しなければならず、その届け出が受理されて初めて保険指定医として診療ができることになります。

保険医登録票の交付を受けるには、保険医登録申請書に医師免許証の写し及び保険講習修了証明書を添付して、厚生局事務所に保険医登録申請手続きを行わなければなりません。

5　税務の諸届け

●個人事業の開業届け出

　一般に事業を開始した場合、1カ月以内に所轄の税務署長宛に同届出書を提出する必要があります。(納税地を変更する場合、所得税・消費税の納税地の異動に関する届出書を異動前、異動後の所轄税務署に遅滞なく提出)

●給与支払事業所等の開設届出書

　従業員を採用した場合、給与の支払の事実があってから1カ月以内に税務署長宛に同届出書を提出する必要があります。

●青色専従者給与に関する届出書

　青色事業専従者給与額を必要経費として計上する場合、その年の3月15日までに届出を提出する必要があります（その年の1月16日以後に開業または新たに専従者ができた場合、開業した日または専従者ができた日から2カ月以内）。

　ただし、青色事業専従者になるには次の条件を満たさなければなりません。

条件1
　①その年の12月31日において15歳以上である
　②青色申告者と生計をひとつにする配偶者やその他親族
　③年間6カ月以上その事業に専従している

条件2
　　支給した給与額が届出書に記載した金額の範囲内、かつ下記条件等からみて相当とみとめられる場合に限られます。
　①専従者の労務に従事した期間、労務の性質及びその程度

②ほかの使用人の給与及び同種同規模の事業に専従する者の給与の状況
③事業の種類・規模及び収益の状況

● **源泉所得税の納期の特例の承認に関する申請書**

　従業員を採用した場合、給与に対する源泉所得税を毎月徴収し、翌月10日までに納付することになっています。ただし、従業員が常時10人未満の場合は、源泉所得税を半年分ずつまとめて納付する取り扱いを受けることができます（7月10日、1月10日の年2回）。

　この特例の適用を受けるには、税務署長宛に事前に申請しておくことが必要になります。

● **青色申告承認申請書**

　新規開業する診療所が青色申告を選択する場合は、開業した日から2カ月以内に所轄の税務署長宛に申請し、承認を受けなければなりません。

　また、開業後において申請する場合は、青色申告をしようとする年の3月15日までに提出し承認を受ける必要があります。

参考資料

歯科診療所を例にとった院内管理

歯科診療所を例にとった院内管理

　これまで、サービス内容、患者吸引策、人材の採用・教育について学習してまいりましたが、様々な施策もきちんと管理されていなければ、十分な成果を生み出すことはできません。
　それでは、どのような管理体制を整えておかなければならないのか、以下に整理したいと思います。

1　経営管理とは

（1）経営管理の5つの機能

　「管理」という言葉は、様々な場面で使用されておりますが、具体的に何をすることなのかと問われると直ぐには答えられない方が多いのではないでしょうか。「管理社会」という言葉から、何か監視されるという悪いイメージを連想される方もいらっしゃるのではないかと思います。また、「管理」といわれると、様々なデータを分析することが思い浮かび、煩わしいと考えられる方もいらっしゃるのではないかと思います。

　このように、「管理」という言葉は、日常の中で盛んに使われますが、その言葉に対する認識はマチマチであり、非常に漠然と使われているようです。そこで、「管理」とは、どのようなことを指すのかをイメージしていただくために、野球を例にとって考えてみましょう。

　プロ野球のあるチームがリーグ優勝を目指したとします。監督は、リーグ優勝に向けて、年間の勝ち星目標を設定し、その勝ち星を上げるための計画を立てます。そして、その計画を実践していこうとします。しかし、1カ月過ぎて目標が達成できていればよいわけですが、そうでなければ、翌月より当初目標よりも多くの勝ち星を上げていかなければ優勝できないことになります。
　そこで、今までの実績に基づいて新しい計画を作り直します。そして、またその計画を実行し、ある期間が過ぎればさらに作り直します。
　すなわち、

> 計画を立て(PLAN)→実施し(DO)→見直す(SEE)

ということを繰り返していくわけです。

つまり、このサイクルを繰り返していくのが「管理」なのです。

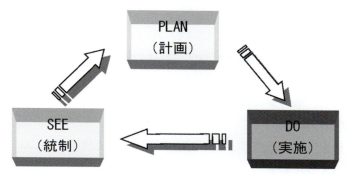

〈管理とは〉

ところで、リーグ優勝できると思われる勝ち星を計画し、それに向かって努力すれば優勝できるかというと、残念ながらなかなかそうはいきません。診療所経営でも、医業収入の目標を掲げ、それに向かって努力をしても思うようには収益が上がらないのが実情です。

そこで、もう少し幅の広い管理活動、すなわち、

> 経営管理

が必要になってくるのです。

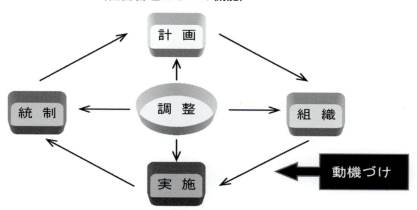

〈経営管理の5つの機能〉

「管理」と「経営管理」が大きく異なる点は、

> ▶計画を実行する上で適切な組織を作り、その組織を運営して、できる限り効率的な経営を実現する
> ▶そして、この組織が活発に動くように動機づけをする
> ▶常に好ましい方向へ組織活動を調整していく機能をもつ

という点です。

　これらの5つの機能を、先ほどのプロ野球の例で考えてみましょう。
　まず、リーグ優勝するために、年間どれくらいの勝ち星を上げなければならないかを検討し、勝ち星の目標と、いつどれくらいの勝ち星を上げるかといった計画を立てます。
　次に、目標が90勝であれば、それだけの勝ち星を上げるために、どんなピッチャーが何人ぐらい必要か、どんな攻撃陣・守備陣が必要であるかを考えて、これらの条件を満たすような組織を作ります。
　さらに、その組織のために一生懸命に働こうと思うような動機づけの諸制度（例えばボーナス制度）を作り、ゲームに臨みます。
　そして、計画通り進んでいるかどうかを常に統制・チェックしながら、計画を練り直すということを繰り返していくのです。
　また、コーチングスタッフによってミーティングを行い、計画、組織、実施、統制の各段階の活動を調整していきます。
　このようにして初めて、年間90勝というものが達成するのです。

（2）経営管理の対象領域

ところで、診療所経営においては、どのような経営管理が求められているでしょうか。

様々なものが考えられますが、大別しますと以下の4つに分けることができます。

〈4つの経営管理〉

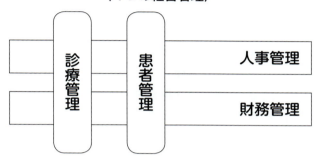

●患者管理……患者数の増大と定着を目的とした管理です。
　　　　　　新しい患者さんの確保、患者さんの受け入れ、中断・転院の防止、愛顧患者の組織化などがその管理の対象となります。
　　　　　　【主な管理活動】　・診療実績管理　・予約管理など

●診療管理……診療所の医療サービス全般が一定の品質で提供され患者さんから満足を得ているか、さらには、そのサービスを短時間、低コストで実現しているかをチェックし、対応策を検討する一連の活動です。
　　　　　　【主な管理活動】　・品質管理　・時間管理　・原価管理など

●人事管理……医療スタッフ、医師の採用、業務の分担、教育・訓練、評価・処遇、日常行動などを対象とした管理活動です。
　　　　　　【主な管理活動】　・採用管理　・教育管理　・人事処遇管理
　　　　　　　　　　　　　　・行動管理など

●財務管理……確実に収益が上がっているかどうか、資金がうまく回っていくかどうかを管理します。
　　　　　　【主な管理活動】　・収益管理　・資金管理など

2　患者管理

患者管理は、患者数の増大と定着を目的とした管理です。

新しい患者さんの確保、患者さんの受け入れ、中断・転院の防止、愛顧患者の組織化などがその管理の対象となります。特に、開業直後から実施していただきたい管理活動として、次のものが挙げられます。

> 1）　診療実績管理
> 2）　予約管理
> 3）　キャンセル・中断防止管理
> 4）　リコール管理

以下、その目的と管理方法について見ていきましょう。

（1）診療実績管理

患者管理の第一歩は、

正確な患者データの収集

にあります。

そして、収集したデータを分析することにより、自院の課題を発見し、その課題解決に向けた施策を考え、実施し、その成果を見て次の施策を考えるという一連の管理活動が必要となります。これらの活動が、ここでいう診療実績管理です。

なお、毎日の患者データを把握していくためには、「月次診療実績管理表」（次ページ）を用いると良いでしょう。これにより、毎日毎日の患者データを集積し、1カ月間の自院の来院患者状況を把握するわけです。

月次診療実績管理表

＿＿＿月度診療実績管理表

日	曜日①	天気①	予約患者数②	実来院患者数③	当日キャンセル患者数④		急患⑤	新患者数⑥		再初診⑦	定期検診⑧	備考
					無断	連絡有		紹介有	紹介無			
1												
2												
3												
4												
5												
6												
7												
8												
9												
10												
11												
12												
13												
14												
15												
16												
17												
18												
19												
20												
21												
22												
23												
24												
25												
26												
27												
28												
29												
30												
31												
計			人	人	人	人	人	人	人	人	人	

総患者数	人	無断キャンセル	前月中断患者	再初診率	新患率	保険診療収入
保険診療患者数	人	人	人	％	％	円
自由診療患者数	人	連絡キャンセル	診療中断率		紹介率	自由診療収入
		人	％		％	円

■ 月次診療実績管理表の記入方法

①	曜日欄・天気欄	天気を記入するのは、天候により患者さんの来院状況が左右されることがあるため（天気：晴れ＝○　曇り＝◎　雨＝●）
②	予約患者数	その日の前日までに予約を入れた患者数。診療時間内に電話等でその日の予約をとった患者さんは除外する。当日の診療開始時に記入しておく
③	実来院患者数	その日、実際に診療した患者数
④	当日キャンセル数	診療当日にキャンセルした患者数
	●連絡有り………	アポイント時刻前に連絡のあった患者数
	●連絡無し………	連絡なくキャンセルした患者数及びアポイント時刻以降に連絡のあった患者数
⑤	急患数	予約なしで当日急に来院、診療した患者数

　ここまでの記入により、毎日次の計算が成り立ちますので、記入後に検算するようにしておくと良いでしょう。

$$③ = ② - ④ + ⑤$$

　その他⑥〜⑧には、③の実来院患者数の中から、それぞれの人数を記入していきます。

⑥	新患者数	全く初めて来院した患者数。問診票に紹介者がある場合には「紹介有」にカウントする。
⑦	再初診患者数	以前に来院したことのある患者数。⑥と⑦を足した数は、当日、初診料を貰った患者数と同じになる
⑧	定期検診患者数	リコールで定期検診に来院した患者数

　以上、記入した数値を各月末に合計することで、その月の診療実績が把握できます。

この「月次診療実績管理表」は、医師が院長先生一人の診療所では1枚で良いわけですが、もし複数の医師が勤務するのであれば、その医師ごとに作成しておくと、各医師の診療効率の把握も可能になります。もちろん、これで全て診療効率が把握されるわけではなく、あくまでも一つの目安として活用すべきでしょう。

　また、各日の診療実績を1時間毎の時間帯で整理することも考えてみると良いでしょう。同じ時間内であっても、患者さんの来院状況は、時間帯で差があるからです。

　患者さんの来院状況をデータで把握しておくことにより、医師ばかりでなく、医療スタッフ全員の業務スケジュール化が可能になります。また、診療所の規模を拡大するに際しても、どの程度の患者数が見込めるかを算定するデータとして使用できます。

　このように診療実績管理データは、自院に来院している患者さんの状況を把握するために大変有効です。また、自院が患者さんや住民からどのように評価されているかを判断する目安になります。

　例えば、無断キャンセルが多い場合、自院の診療内容や患者応対等になんらかの欠陥があると判断できます。中には、やむを得ない事情によって来院できない患者さんもいらっしゃいますが、異常な数値になっている場合には、アラームが発せられているとみるべきでしょう。

　なお、収集されるデータについては、一定期間毎にまとめ、月別比較分析を行い、対策を打っていくことが肝要です（次ページフォーマット参照）。

診療実績管理表(比較)

診療実績管理表

		比較値	1月	2月	3月	4月	5月	6月	7月	8月	9月	10月	11月	12月
(1)	予約患者数													
(2)	患者総人数(レセプト+自由診療のみ)													
(3)	初診患者数													
	新患													
	再初診													
(4)	再診患者数 [(2) - (3)]													
(5)	診療件数(患者延べ人数)													
(6)	自由診療件数													
(7)	自由診療移行人数													
(8)	保険診療人数(レセプト枚数)													
(9)	診療中断人数													
(10)	無断キャンセル人数													
(11)	連絡キャンセル人数													
(12)	保険診療収入													
(13)	自由診療収入(入金ベース)													
(14)	自由診療収入(契約ベース)													
(15)	医師数													
(16)	診療日数													
(A)	自由診療比率													
(B)	初診患者比率													
(C)	新患比率													
(D)	自由診療移行率													
(E)	無断キャンセル率													
(F)	1日当たり診療件数													
(G)	1日当たり保険診療点数													
(H)	患者1人当たり月間保険診療点数													
(I)	患者1人当たり月間保険診療単価													
(J)	患者1人当たり月間自由診療単価													
(K)	患者1人当たり月間診療契約回数													
(L)	診療1人当たり保険診療点数													

（2）予約管理

　患者さんの受け入れに関しては、毎日確実に一定数以上の患者さんを確保するという視点が極めて重要になります。ある1日の患者数の不足を他の日で補えないからです。

　したがって、1週間先、2週間先、あるいは1カ月先の予約が確実に取れているかを常に調べ、仮に必要とする患者数が確保できないようであれば、早め早めに対策を考え、実施していくことが大切になります。そうした活動の管理が、ここでいう予約管理なのです。

　ところで、診療所においては、アポイント・システム（予約制度）がかなり普及しています。このシステムは、患者さん側にとっても診療所側にとってもいくつかのメリットがあります。

　主なものを挙げますと、患者さん側のメリットとしては、

> 1）　診療を受けるための待ち時間が減少する
> 2）　患者さん自身のスケジュールにあわせて計画的に診療が受けられる

などがあり、診療所側のメリットとしても、

> 1）　時間帯による患者数のバラツキをなくせる
> 2）　予定している診療の準備が事前にできる
> 3）　診療所の稼働率を計画的に向上させられる
> 4）　医療スタッフの勤務時間が一定化する

などが挙げられます。

　すなわち、診療所においては、時間内で効率的な診療ができ、計画的な診療所経営が可能になります。

　以上のように、アポイント・システムは、診療所経営において大変有効ですが、このシステムを採用したからといって、予約管理ができたとはいえません。

　大切なことは、このアポイント・システムによって、

> 毎日一定数以上の患者さんが確保できているかを把握するとともに、不足している場合には、適切な対応策を打つ

ということです。また、

> 予約患者の状況から毎日の診療スケジュールをきっちりと立て、効率的な治療が行われるようにすること

も大切なポイントになります。
　これらが実施されて初めて予約管理ができていると言えるのです。
　現在はさまざまな予約システムのソフトウェアが販売されていますが、ソフトウェアを導入せずに予約管理を行う場合のアポイント・システムの体系を示しますと、次ページのようになります。
　また、各業務のポイントをまとめたのが、下表です。

〈予約管理業務のポイント〉

①受付チェック	1）初診患者に予約制について説明する 2）保険証から患者属性情報を確認する 3）受診申込書への記入を依頼する
②アポイント・カードの作成	4）当日の会計を済ませた後、次回来院予定日時を確認し、アポイント・カードに記入する
③アポイント表の記入	5）次回来院予定日時に該当するアポイント表の欄に患者氏名を記入する 6）カルテから患者さんの診療内容等を確認し記入する
④アポイント・カードの交付	7）予約時間の厳守を訴え、都合が悪くなった場合は電話連絡を依頼する

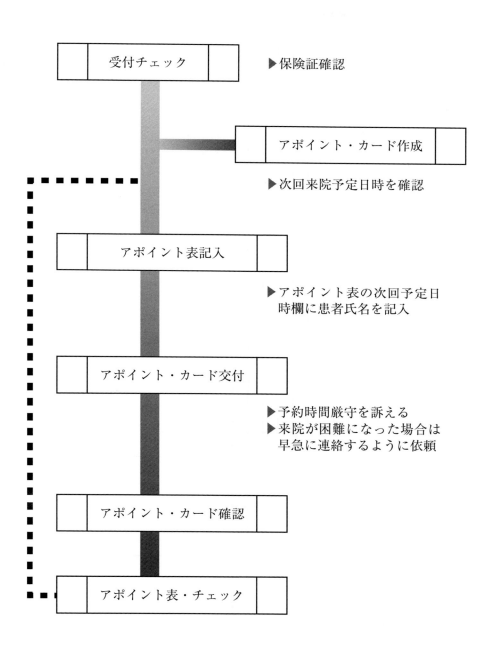

診療アポイント表

年　月　度

	日（　曜日）　天気：				日（　曜日）　天気：				日（　曜日）　天気：		
	予約患者	予約外患者			予約患者	予約外患者			予約患者	予約外患者	
9				9				9			
10				10				10			
11				11				11			
12				12				12			
1				1				1			
2				2				2			
3				3				3			
4				4				4			
5				5				5			
6				6				6			
7				7				7			
メモ				メモ				メモ			
備考	実数 予約 キャンセル 予約外 再初診 新患者 紹介 飛込			備考	実数 予約 キャンセル 予約外 再初診 新患者 紹介 飛込			備考	実数 予約 キャンセル 予約外 再初診 新患者 紹介 飛込		

（キャンセルの場合×印。連絡ありは「キ」、連絡なしは「ムキ」。予約外は緑字で記入。新規患者はⓃ、紹介患者はⓇマークを記入。）

以上のようにアポイント・システムは、診療所にとって適正な患者数を管理するという点で大変有効なのですが、このシステムを運用していくためには、いくつか留意しなければならない点があります。

〈1〉 キャンセル率を見込んだ予約、患者数の確保

　アポイント・システムにおいて最も留意しなければならないことは、予約キャンセルへの対応です。
　1日の診療時間内に目標以上の予約を確保できても、患者さんの都合で無断キャンセルされれば、診療時間に穴が空いてしまい、診療効率を著しく悪化させます。
　こうしたことを防ぐには、あらかじめキャンセル率を（予約患者数から来院患者数を差し引いた数を予約患者数で割った率）を割り出しておき、これを見込んだ予約患者数を設定することも必要になってきます。
　例えば、1日当たりの必要患者数が25人で、キャンセル率が8％とすれば、キャンセルを見込んで27人の予約患者数を確保します。
　なお、1日の必要患者数やキャンセル率は、診療所によって異なりますので、開業後一定のデータを取って、できるだけ正確な数字を把握しておくことが大切になります。

〈2〉 予約外患者の受け入れ体制の確立

　次に、ぜひ検討いただきたいことが、急患など予約外患者への対応です。
　せっかく来院していただいても、長く待たせたり、対応が悪いようでは、次回から来院されなくなるかもしれません。また、いくら急患だからといって、予約して来ていただいている患者さんをとばして診療し、その予約患者に待ってもらうという訳にもいきません。
　そこで、予約外の患者さんをどう受け入れるかを予め考えておき、即座に対応できるようにしておくことが大切になります。
　例えば、1時間の内50分は予約患者のための時間とし、残り10分を予約外患者のために設定しておくのも有効な方法です。こうすれば、急患を優先して診療したとしても、その時間帯の予約患者の診療時間を若干遅らせるだけで対応することができます。

〈3〉 キャンセル未然防止に向けた患者さんへの働きかけ

　ところで、キャンセルや予約外患者を見込んだスケジュールの設定だけでは、アポイント・システムは十分に働きません。
　キャンセルする患者さんや予約時間を守らない患者さんが多いと、厳密なスケジュール管理ができず、著しく診療効率を悪くするからです。
　したがって、一方では、キャンセルをしないように、あるいは予約時間を厳密に守るように患者さんに対し積極的にアプローチしていく必要があります。
　すなわち、

> アポイント・システム（予約制）を取っていること、また、それが患者さんにとっても大変メリットがあることを周知徹底させる

ことが大切になります。
　なお、そのポイントとして、以下の諸点が挙げられます。

●アポイント・システム（予約制）の広報
　例えば「予約診療についてのお知らせ」を書面に印刷し、初診患者や急患などに手渡すとともに、口頭で丁寧に説明するようにします。また、同様の内容のポスターを待合室に掲示し、患者さんの目にいつも触れるようにしておきます。

●診療の段階、診療後の依頼
　診療の段階では、今日どういう処置を行い、次回はどんな診療を行う予定なのかを患者さんに説明し、来院の必要性を十分納得させるようにします。
　また、アポイント・カードを交付する際に、
　　　▶予約時間を守ること
　　　▶来院ができなくなった場合、早期に連絡すること
を丁寧にお願いするようにします。

予約PRの一例

予約診療についてのお知らせ

○○○○医院

患者の皆様へ

当医院では、患者さんの待ち時間を少なくし、計画的に診療を受けていただくために予約診療を実施しています。

◆ **予約のお申し込みを**
診療が終わりましたら、受付にて次回の診療日・時の予約をしてください。

◆ **予約変更は必ずご連絡ください**
あなたが予約された診療日・時には、当院のスタッフ全員が診療のための準備を整え、お待ちしております。
万一、ご都合が悪くなった場合は、できるだけ速やかに直接または電話にてお申し出ください。

◆ **変更日・時はその場でお受けします**
変更のご連絡をいただきましたら、改めて次回の診療日・時を予約していただきます。

◆ **当日は余裕をもって**
ご予約の時間までに診察券(初めての方は保険証)を受付にお出しください。
時間に遅れた方は、診療が遅れる場合がありますので、ご注意ください。

◆ **急患は別にお取り扱いします**
急患の場合は、予約とは別にお受けしますのでご遠慮なく受付にお申し出ください。

(3) キャンセル・中断防止管理

キャンセル・中断防止管理は、予約管理と密接に関連した管理活動です。その内容は、大きく以下の2つに分けることができます。

> 1) 無断キャンセルや診療中断が発生した場合に、できるだけ速やかに再来院を促すための対応策を講じる(個別対応)
> 2) 無断キャンセルや診療中断が発生する要因を調べ、対応策を検討し実施する(全体対応)

〈1〉 個別対応について

無断キャンセルや診療中断が発生した場合、何はさておき、速やかに対応することが求められます。無断キャンセルや中断は、医療サービスに対して患者さんが何等かの不満を持った時に発生することが多く、適切な対応を取らず放置しますと、不満を持ったまま転院する可能性がかなり高くなるからです。

したがって、次ページのような無断キャンセル患者対応システムを整備し、無断キャンセルが発生したら即時に対応できるようにしておくことが大切です。

なお、そのポイントは、以下の通りです。

〈無断キャンセル患者対応システムのポイント〉

> ▶無断キャンセルが発生した時点で、速やかにその患者さんに電話連絡を取る
> ▶電話では、来院日であった事を告げ、来院しなかった理由と来院する意思を確認する（理由を記録しておく）
> ▶来院する意思が確認できれば、その場で次回のアポイントを取る
> ▶明らかに来院する意思がない場合は、無理強いせずに「しばらく期間を置く」という程度にとどめ、患者さんの意思を尊重する
> ▶電話をかける際、決して非難めいた口調にならないように留意し、患者さんの言い分を十分に聞き、満足のいくように相談に乗るという姿勢を示す
> ▶完治するまで診療を継続することが重要であり、診療期間の間隔が空いてしまうと、それだけ診療が長引くことを訴える

なお、これらの一つひとつの対応については、効果的なトーク（話し方）を検討し、マニュアル化しておくと良いでしょう（後掲の「無断キャンセル患者対応標準トーク事例」参照）。

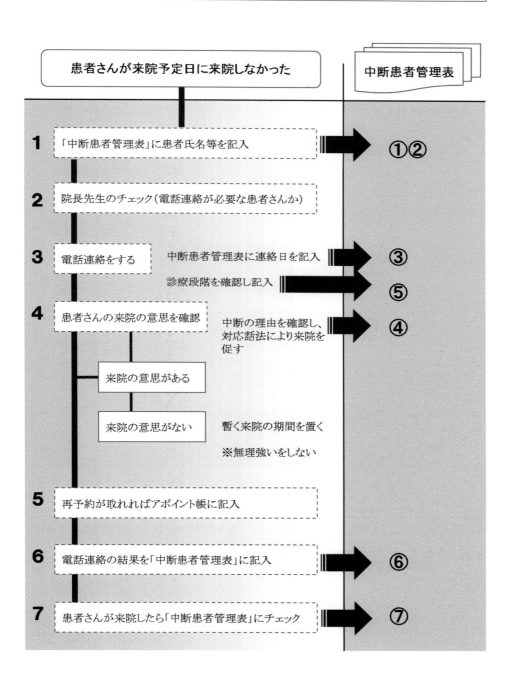

中断患者管理表

記入者：

①氏名	②連絡先	③連絡日	④理由	⑤診療段階	⑥対応	⑦来院
	住所 TEL　（　）					
	住所 TEL　（　）					
	住所 TEL　（　）					
	住所 TEL　（　）					
	住所 TEL　（　）					
	住所 TEL　（　）					
	住所 TEL　（　）					
	住所 TEL　（　）					
	住所 TEL　（　）					

＊④中断理由　　：1)「体調がよくなったから」　2)「診療内容に対する不満」　3)「診療期間に対する不満」
　　　　　　　　　4)「応対に対する不満」　5)「診療費が高い」　6)「忘れていた、急な仕事・用事ができた」
＊⑤最終診療段階　：a．応急処置終了　b．○○治療の途中　c．次回○○予定
　　　　　　　　　　d．○○終了　e．次回チェック　f．その他

無断キャンセル患者対応標準トーク事例

予約キャンセル患者への対応電話

場面・状況	相手の応答	電話トーク	留意点
自宅にいる本人へ電話	RRRR…	「もしもし、〇〇さんのお宅でしょうか。こちら▲▲▲医院の■■と申しますが、△△さんはいらっしゃいますか？」	・「もしもし」は「おはようございます」（〜AM11:00）に替えてもよい。
	「はい、私です」	「△△さんですね。昨日、お約束をいただいていた●時にお待ちしていましたが、いかがなさいましたか？」	・こちらが待っていたことをさりげなく言う。（→押し付けになってはいけない） ＊悪い例：「時間をあけてお待ちしていたのに来ないのは困ります」
	「うっかりしていた」「用事があったので…」	「そうですか。その後、具合はいかがでしょうか。まだ治療は終了しておりませんので、また具合が悪くなることがあってはいけないと思い、お電話を差し上げました。」	・患者さんの診療や体調の心配をして、電話しているという姿勢を貫く。
	「それはどうもすみません」	「次回のお約束はどうなさいますか？今でしたら、××日の×時なら空いておりますが、いかがでいたしましょうか」	・アポイント表で確認しながら、可能な限り予約の空いている日時を示す。アポイントを取るか否かは患者さんに任せる。

239

〈2〉 全体対応について

　ところで、一方では、無断キャンセル・診療中断の原因をよく調べ、根本的な中断防止策を検討する必要があります。
　そのために、「中断患者管理表」等を作成し、そこで得られたデータから「中断患者発生の推移管理グラフ」等のグラフにまとめ、全体の傾向をつかむとともに、

> ●どのような診療段階でキャンセルが多いのか
> ●どのような時間帯でキャンセルが多いのか
> ●どのような患者層にキャンセルが多いのか

を整理・分析し、特に多いものから順に抜本的な対策を講じることが重要です。
　なお、キャンセル・中断理由には、

> ▶患者さんの一方的な都合によるもの
> ▶診療所側のなんらかの要因によるもの

があります。特に診療所側に原因があるものについては、後掲の「パターン別中断患者要因検討表」に整理しておりますので、ご参照ください。

中断患者管理表

月	1	2	3	4	5	6	7	11	12
中断患者数									
中断率(%)									
中断理由 1位 2位 3位									

※各月ごとに、中断理由の1）〜6）で多かったもの上位3つを集計する。

参考資料　歯科診療所を例にとった院内管理

パターン別中断患者要因検討表

理由別パターン	診療所側の原因
1. 表面上の不具合がなくなった （痛みや腫れがひいた）	▷患者さんのデンタルIQが高められていない ▷患者指導、患者啓蒙が不十分
2. 診療内容や診療技術に不満 （「痛かった」「痛くない歯を削られた」等）	▷医師の診療技術レベルが低い ▷診療計画が十分に立てられていない ▷患者さん本位の計画になっていない ▷診療説明が不十分 ▷勤務医管理が徹底していない
3. 診療期間に不満や不安がある	▷診療計画が患者さん本位になっていない（診療所側の都合を優先させている） ▷患者さんのデンタルIQが高められていない ▷診療説明が不十分
4. 接遇・応対に不満がある （待たされた、医師が怖い、応対が悪い等）	▷診療時間の時間管理が不十分 ▷待ち時間の説明が不十分 ▷診療説明が不十分 ▷医療スタッフの教育が不十分（応対、業務遂行） ▷勤務医管理が徹底していない ▷院内環境の整備が不十分（施設設備の老朽化対策が遅れている、掃除・整理整頓を徹底していない）
5. 費用に対する不満 （自費を勧められた、いつもより請求額が高かった）	▷診療説明が不十分 ▷費用に関する説明が不十分（医師または医療スタッフ） ▷勤務医管理が徹底していない ▷患者さんのデンタルIQが高められていない
6. 忘れていた、急な仕事や用事ができた	▷患者さんのデンタルIQが高められていない ▷患者指導、患者啓蒙が不十分

（4）リコール管理

　リコールとは、文字通り患者さんを呼び戻すことです。厳密に言えば次回の診療をいつにするかという予約も含まれますが、それは予約管理で既に述べていますので、ここでは扱いません。
　リコール（定期検診）の経営的な目的は、リピート率（継続利用率）の向上と愛顧患者化です。これが進めば紹介数も多くなってきます。競争の激しい地域では、他院の動向に左右されない診療所経営ができることになります。
　開業後、患者数が安定した段階で検討するというのではなく、開業前から準備し、開業直後から意識的に取り組んでいくことが肝要です。

　ところで、院長先生がリコールの意義を理解したとしても、その意義を医療スタッフに理解させ、患者さんを納得させなければ、この活動はうまく進んでいきません。
　したがって、医療スタッフと患者さんに対しても動機づけをしていかなければなりません。
　すなわち、医療スタッフには、

> 1）健康は日々の管理の積み重ねで維持・継続することができる
> 2）病気が自然に治るということはない
> 3）病気の診療に完璧という言葉はない
> 4）早期発見・早期診療は、結局、時間と費用の節約になる

ということを訴え、「患者さんのためのリコールに取り組もう」と説得し、患者さんには、「定期検診は患者さんの健康を守るために必要である」ということを説明するようにします。

　なお、リコールを実施するには、様々な準備が必要になります。
　以下では、リコールシステムの体系とポイント、必要なツールについて説明します。

〈1〉 リコールシステムの体系とポイント

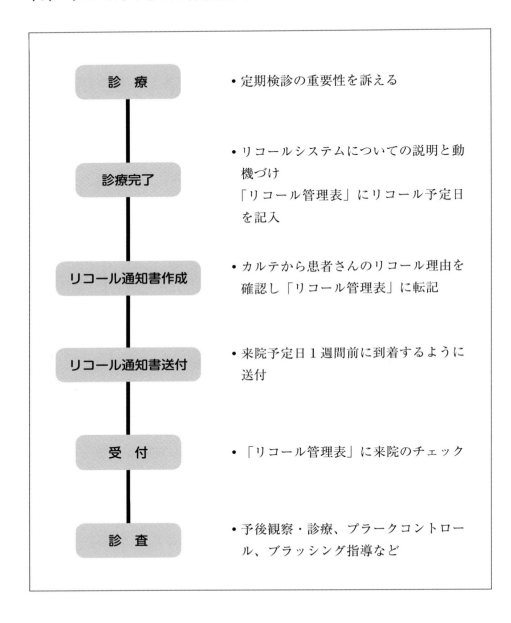

〈リコールシステムのポイント〉

> （1） 診療段階から患者さんにリコールの意義を説明することが最も重要であり、また、診療完了時にも、リコールの重要性を再度訴えるようにする
> （2） リコールは、はがきか封書あるいは電話によって行うが、封書による場合が効果は高い
> （3） 患者さん自身にリコール通知書の宛名を記入してもらうと、来院の動機づけ効果が高い
> （4） それぞれの患者さんごとに、リコールの目的（補綴物の経過観察、義歯の装着具合のチェック、咬合状態のチェックetc.）をカルテから確認し、通知書にその理由を明記しておく
> （5） リコールをかける時期は6カ月後が一般的だが、季節の変わり目に時候の挨拶を兼ねてリコール通知書を送るなどの工夫をする

〈2〉 リコール管理ツール

　リコールを実施するためには、各段階で様々なツールを用意する必要があります。

　特に、「リコールシステムの案内」「リコールはがき」「リコール管理表」については、次ページ以降に事例を紹介していますので、ご参照の上、できるだけ開業前に準備するようにしてください。

　なお、「リコールはがき」については、患者さんの記憶を呼び覚ますように、「約束していた」という言葉を入れることが大切なポイントになります。自筆の文章を添えるため、日頃より情報収集をしっかりやっておくことも大切です。

　また、他のリコール管理ツールについても、自院の特性、地域性に合わせ、工夫して作ることが重要です。

〈リコールシステムの説明〉

●当院の診療システム……当院では、次のような診療システムで診療を進めていきます。もし、ご不審な点やわからないところがあれば、遠慮なくご質問ください。

問　診　……患者さんの病気の進み具合を調べます。

診療計画　……診療の仕方・診療期間・費用を患者さんと一緒に考え、計画を立てます。

診　療　……今日診療したこと、次にする診療などを患者さんに説明しながら診療を進めていきます。

診療終了　……通院中に口腔ケア指導を行い、診療終了後も日頃のお手入れを続けていただくようにします。

定期検診　……定期的に検診のお知らせを差し上げます。病気の早期発見・早期診療で、いつまでも健康を守っていきましょう。

初診の患者さんへ

▶**初診終了後、少しお時間をください**

　当院では、初診のときに患者さんの状態をよく拝見し、どういう診療がよいかを患者さんと一緒に考え、十分に納得して通院していただくことにしています。そのために、診療が終わった後少しお時間をいただきますので、ご協力をお願い致します。

▶**病気を放っていては、決してよくなりません**

　病気は、痛みがなくなったからといって、それで完治したわけではありません。最後まで通院してはじめて、健康がとり戻せます。それには、患者さんの協力がなければ、診療を続けることもできません。1日も早く完治させるために、私たちにご協力ください。

▶**診療完了後は、定期検診で歯のチェックを**

　診療が完了した後、当院では定期検診のお知らせを患者さんに差し上げています。経過を確かめるとともに、他の健康診断をするためです。診療終了後も、日頃の生活習慣と「早期発見・早期診療」で健康維持と病気の予防に努めましょう。

定期検診では こんなことをします

1.
2.
3.
4.

少しでも異状が見つかれば早期発見！！健康を守ります。
　―早期発見で、治療も簡単。治療期間や費用も軽くて済みます―

リコール（定期検診）のお知らせ

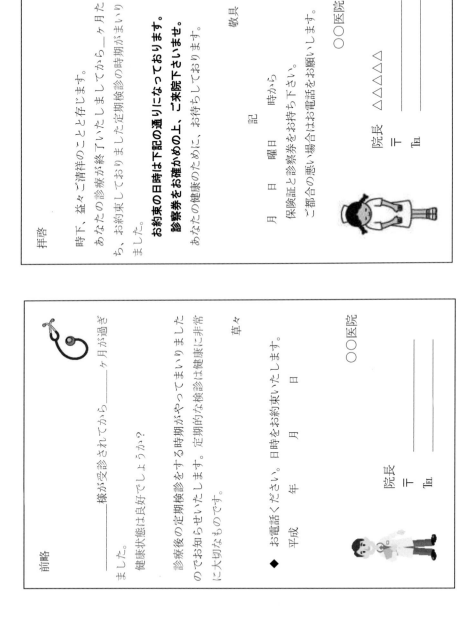

リコール管理表

患者氏名	診療完了日	次回来院予定日	リコールの理由	確認欄
	／	／ （ ）		
	／	／ （ ）		
	／	／ （ ）		
	／	／ （ ）		
	／	／ （ ）		
	／	／ （ ）		
	／	／ （ ）		
	／	／ （ ）		
	／	／ （ ）		
	／	／ （ ）		
	／	／ （ ）		
	／	／ （ ）		
	／	／ （ ）		
	／	／ （ ）		
	／	／ （ ）		
	／	／ （ ）		
	／	／ （ ）		
	／	／ （ ）		
	／	／ （ ）		
	／	／ （ ）		
	／	／ （ ）		
	／	／ （ ）		
	／	／ （ ）		
	／	／ （ ）		
	／	／ （ ）		
	／	／ （ ）		
	／	／ （ ）		

診療所のための開業マニュアル

| 発　行 | 2017年2月20日　　初版第一刷発行 |

著　者　一般社団法人 全日本医療経営研究会　渡邉 滋巳
監　修　一般社団法人 全日本医療経営研究会
　　　　辻・本郷　税理士法人
発行所　創英社／三省堂書店
　　　　〒101-0051 東京都千代田区神田神保町1-1
　　　　Tel：03-3291-2295　Fax：03-3292-7687
印刷・製本　信濃印刷株式会社

落丁、乱丁本はお取り替えいたします。　　　　　　　Printed in Japan
本マニュアルの無断転載を禁じます。
ISBN978-4-88142-608-1 C3047
©Shigemi Watanabe, 2017